※ | KRÜGER

LISA HARMANN
KATHARINA NACHTSHEIM

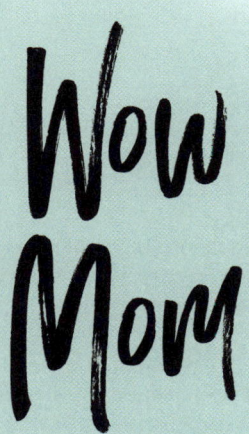

Wow Mom

DER MUTMACHER FÜR
DEINE SCHWANGERSCHAFT

KRÜGER

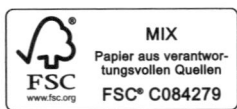

MIX
Papier aus verantwor-
tungsvollen Quellen
FSC
www.fsc.org
FSC® C084279

Erschienen bei FISCHER Krüger

© 2021 S. Fischer Verlag GmbH,
Hedderichstr. 114, D-60596 Frankfurt am Main

Layout und Satz: Bachmann Design, Weinheim
Druck und Bindung: Print Consult GmbH, München
Printed in Slovakia
ISBN 978-3-8105-0683-2

Für DICH und dich

Inhalt

»ES GIBT ZWEI ARTEN, SEIN LEBEN ZU LEBEN.
ENTWEDER SO, ALS WÄRE NICHTS EIN WUNDER, ODER SO,
ALS WÄRE ALLES EIN WUNDER.«

Albert Einstein

Wow, jetzt erwartest du ein Baby!

Eine faszinierende Reise beginnt, eine Familie – DEINE Familie! – entsteht. In deinem Bauch wächst ein kleiner Mensch mit Haut, Herz und Haaren, der ab nun für immer zu dir gehören wird. Wahnsinn. Ein Kind mit einem eigenen Kopf, im wahrsten Sinne des Wortes! Du wirst Mama. So wie deine Mutter es für dich war. Oder vielleicht auch ganz anders. Auf jeden Fall: für immer verbunden. Nicht nur dein Bauch wächst, sondern auch die Liebe. Für dieses winzige, schutzbedürftige Leben. Wie verletzlich und gleichzeitig stark uns die Mutterschaft macht, das spürst du schon jetzt. Es ist die wohl schönste und schwierigste Aufgabe deines Lebens.

In unseren eigenen Schwangerschaften haben wir gemerkt: Ratschläge bekommt man von allen Seiten; Ratgeberliteratur kann jeder lesen. Aber es war besonders die emotionale Begleitung, die uns in den Monaten bis zur Geburt geholfen hat. Menschen, die uns verstanden. Mutmacher, die uns am Wegesrand anfeuerten oder einfach zuhörten, weil ja nicht alle Freundinnen mit schwanger wurden. Wissen, dass wir gesehen und angenommen wurden, das tat uns gut. Und diese Begleiter möchten wir mit diesem Buch für dich sein.

Hier geht es um dich als werdende Mama, um deine Empfindungen, Freuden, Sorgen – schlicht: um deine Gefühle. Nicht um die medizinischen Eigenheiten einer Schwangerschaft, sondern um deine emotionale Lage. Was macht die neue Situation mit dir, mit deinem Körper und deiner Psyche?

Wie geht es dir damit? Wie sind andere damit umgegangen? Was bedeutet es für dich ganz individuell, von einer Frau zur Mutter zu werden? Wir wollen dich bei diesem Prozess begleiten. Dir mal ein Lächeln schenken, dich aber auch zum Nachdenken bringen, denn das, was du hier erlebst, haben vielleicht schon viele vor dir erlebt, aber niemand genau so wie du. Und obwohl Kinderkriegen eigentlich das Banalste der Welt sein sollte, ist es eben doch das größte Abenteuer der Menschheit, wenn aus zwei Menschen eine Familie wird. Durch dieses Spannungsfeld manövrieren wir dich. Von Heißhungerattacken bis Dehnungsstreifen, zwischen Vorfreude und Panik.

Und weil dieser Zustand dir zwar vielleicht unendlich lang vorkommt, im Gesamtblick auf dein Leben aber doch relativ kurz ist, möchten wir dir im Buch einige Möglichkeiten geben, Erinnerungen festzuhalten. Mit Listen zum Ankreuzen oder mit Fragen nach Gelüsten oder Spitznamen fürs Ungeborene.

In neun Kapiteln mit neun verschiedenen Emotionen für die kommenden neun Monate lassen wir ExpertInnen zu Wort kommen, GastautorInnen Einblicke gewähren und schreiben möglichst ehrlich über unsere eigenen Erfahrungen – mit Jungen, Mädchen, Zwillingen, Einlingen, natürlichen Geburten und Kaiserschnitten. Du siehst schon: Alles ist immer anders. Anders, als wir denken. Jede Schwangerschaft unvergleichlich und einzigartig. Das heißt aber nicht, dass es nicht super werden kann.

Wir freuen uns, dich in den kommenden Monaten auf deinem Weg zur WOW MOM begleiten zu dürfen.

Auf geht's ins Abenteuer,
deine Lisa und Katharina

PS: Eigentlich hatten wir geplant, dass das Buch mit dem Lesen immer dicker wird. Leider war das aus Sicht der Herstellung nicht möglich, und ihr dürft das dann jetzt einfach mit eurem B(a)uch übernehmen. Ihr könnt aber gern eure Ultraschallbilder, Rezepte oder Namenslisten ins Buch legen, dann wächst es auch mit, und der Buchrücken wird Millimeter für Millimeter breiter.

Keine Schwangerschaft ist normal

Deine Wohnung ist noch dieselbe, dein Freundeskreis, dein Leben. Und doch schubst dich die Schwangerschaft nun in ganz neue Gefühlswelten. Solche, die vielleicht nicht alle im Umfeld gleich nachvollziehen können oder auch für dich selbst überraschend sind. Du wirst ab und zu denken: Das ist doch nicht normal! Oder: Ist das noch normal?

Wir möchten dir dazu nur kurz sagen: Keine Schwangerschaft ist normal. So wie kein Mensch normal ist. Du bist einzigartig. Genauso wie deine Schwangerschaft. Kein Leben lässt sich mit dem eines anderen vergleichen – genauso wenig wie eine Schwangerschaft. Und wirklich: Selbst wenn du glaubst, alles bereits erlebt zu haben, bei der nächsten Schwangerschaft kann es doch wieder ganz anders werden …

Vielleicht hast du schon Kinder, vielleicht ist es dein erstes Kind, aber nicht die erste Schwangerschaft, weil du schon ein Sternchen hast gehenlassen müssen. Vielleicht wirst du alleine Mama. Vielleicht war der Weg bis zur Schwangerschaft steinig, vielleicht kam sie überraschend oder unpassend.

Einige haben den ganzen Tag Lust auf Sex, andere gar nicht mehr. Manche kriegen riesige Bäuche, andere nur dezente Kugeln, einige Kinder sind seit Jahren herbeigesehnt, einige Schwangerschaften waren völlig ungeplant. Einige haben jetzt schon echt anstrengende Wochen hinter sich, andere marschieren durch die ersten Monate, als wäre nichts gewesen. Einige spucken, die anderen strahlen wie das blühende Leben (unfair, wissen wir!).

Zwischen Blähungen und Zukunftsängsten, Rückenschmerzen und Vorfreude-Bauchflimmern steht jede Frau vor
anderen Herausforderungen.

Und genauso wie du die Schwangerschaft zu deiner
machst, kannst du auch dieses Buch zu deinem machen. Du
kannst es individuell gestalten, als beste Freundin überall mit
hinnehmen, an den Badewannenrand legen, bis es Wellen
kriegt, oder unterm Tisch bei einer langweiligen PowerPoint
im Büro schmökern. Du kannst die Seiten knicken, die Mit-
mach-Elemente ausfüllen, Sätze unterstreichen oder es einfach sein lassen.

Alles kann, nichts muss. Das sollte nicht nur für das Buch
hier gelten, sondern auch für deinen Bauch und die aufregenden Monate, die vor dir liegen. Auf dass deine Schwangerschaft genau so wird, wie du sie dir wünschst! Okay?

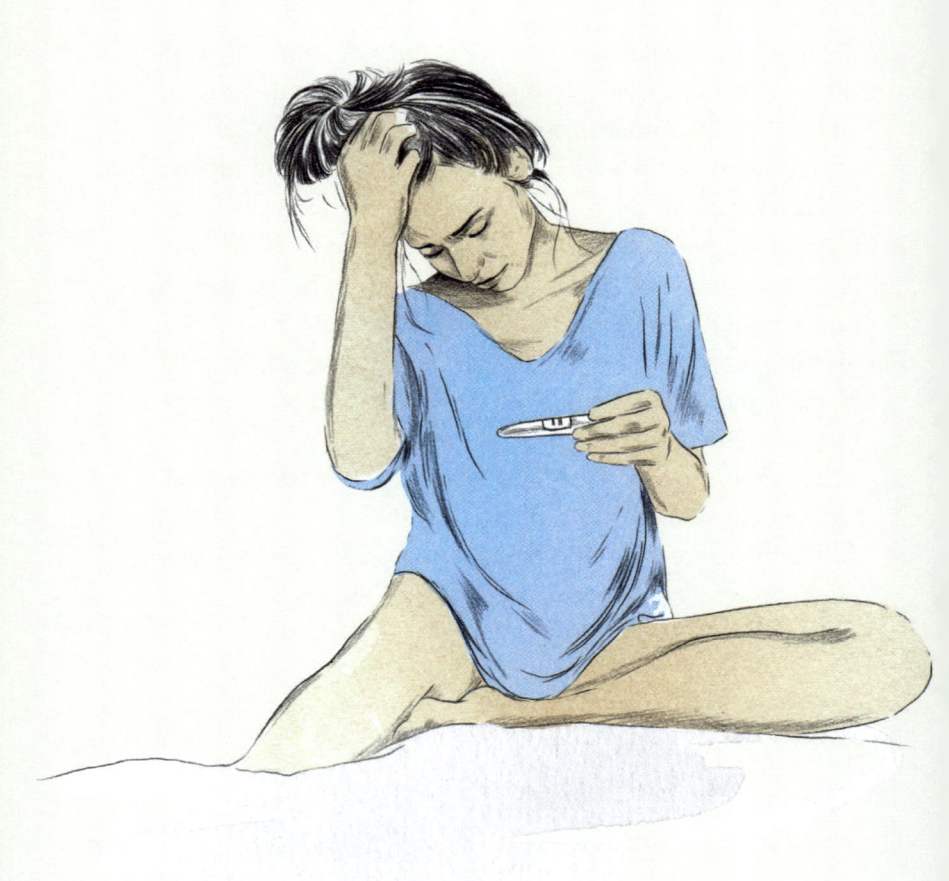

Wow,
bin ich
aufgeregt

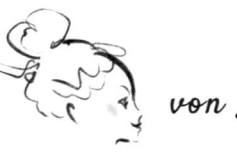

von Lisa

Träume ich, oder passiert mir das wirklich?

Ein neues Leben entsteht. In meinem Bauch! Mittendrin in meinem Körper. Kann mich mal jemand kneifen? Wie aus dem Nichts spiele ich plötzlich die Hauptrolle in diesem Film namens Mutterschaft. Unglaublich, wie sehr ein kleiner Strich auf einem Plastikstäbchen die Sicht aufs Leben – auf das eigene und auf das werdende – verändern kann. Wie spannend ist das bitte?! Die Aufregung über den neuen Zustand schwappt uns wie Prickelwasser durch den Körper. Da sind plötzlich Gefühle, die uns nie zuvor begegnet sind. Ein weißes Blatt wird beschrieben. Die Geschichte beginnt.

Während du das hier gerade liest, wächst gut geschützt unter deiner Bauchdecke vielleicht gerade ein Wirbel oder ein Stückchen vom Herz. Ist das nicht unvorstellbar?! Kein Wunder! Denn was du gerade erlebst, IST ein Wunder. Aus dem Nichts wird ein kleiner Mensch, aus dem Ich ein Wir!

Und wie dein Körper nur langsam auf Schwangerschaft umstellt, braucht auch dein Geist möglicherweise noch einen Moment. Oft glaubst du vielleicht noch gar nicht daran, dass da jetzt ein neues Leben in dir drin ist. *Hallo, Kleines, hörst du mich?*

Alles ist noch so neu und so aufregend und so überwältigend. Vermutlich spielen deine Gefühle gerade Pingpong und titschen wild herum. Und auch deine Gedanken rotieren: Kann das denn alles wirklich wahr sein? Wie wird sich mein

Leben verändern, was erwartet mich, werde ich all dem, was jetzt kommt, gewachsen sein?

Da ist dieser neue Geruchssinn, der dich sogar Herbstlaub oder Sommerblüten intensiv erschnuppern lässt, da sind diese neuen Gelüste, die aus Schokoladenliebhaberinnen plötzlich Leberwurst-Freaks machen (mit Röstzwiebeln, waaah, ich spreche von mir selbst). Da ist dieses Geheimnis in dir, denn noch sieht niemand dein Bäuchlein ... noch (!) kannst du allein entscheiden, wer von dem großen Wirbelsturm in deinem Inneren erfahren soll.

»WUNDER DER NATUR«: ETWAS, WAS IN SEINER ART, DURCH SEIN MASS AN VOLLKOMMENHEIT DAS GEWOHNTE, ÜBLICHE SO WEIT ÜBERTRIFFT, DASS ES GROSSE BEWUNDERUNG, GROSSES STAUNEN ERREGT.
Duden

Vielleicht explodieren deine Brüste gerade, vielleicht brauchst du noch etwas, um den positiven Schwangerschaftstest zu verdauen. Vielleicht liegst du nachts wach oder wachst schweißgebadet auf, um dich zu vergewissern, ob alles gut ist. Vielleicht kannst du dich kaum noch halten vor Übelkeit und fühlst dich wie vom Lkw überrollt. Vielleicht strotzt du nur so vor Kraft und bist der glücklichste Mensch auf Erden, weil du dir nichts in deinem Leben sehnlicher gewünscht hast, als das, was dir da gerade passiert. Und vielleicht wechseln diese Emotionen sogar halbstündlich – und das ist okay. Wir dürfen das alles fühlen, jedes einzelne dieser Gefühle gehört zum Annehmen der neuen Situation dazu.

Vergleichen wir diese Zeit mal mit der Phase des Frischverliebtseins. Vor lauter Flimmern im Bauch kannst du kaum noch etwas essen, alle Gedanken drehen sich nur noch um das Eine, du grinst dich grenzdebil durch Supermarktregale, so dass die Leute denken müssen, du seist bekloppt ... Noch weißt du nicht, wie es ausgehen wird, du weißt nicht, welche Schmerzen oder welche Glücksmomente dich erwarten, du bemerkst nur, dass hier etwas ganz, ganz Großes seinen Lauf nimmt. Und selbst wenn da noch Skepsis ist, in dir oder in jemandem aus deinem Umfeld, der dich warnt ... Du lässt dich mutig darauf ein. Mit Haut und Haar. Denn du willst es wissen. *Komm her, Leben, zeig mir, was du zu bieten hast. Wir werden das Kind schon schaukeln!*

Und nach der Phase der großen Aufgeregtheit beginnt das Realisieren. Werde ich bald wirklich einen Kinderwagen schieben? Wird ein wohlduftendes Baby in meinen Armen liegen und mich mit jedem Jauchzer und Atemzug mehr faszinieren? Wird es mir mein Herz Stück für Stück rauben? Moment, horch mal ruhig in dich hinein: Hat sich dieses kleine Wesen nicht vielleicht längst einen riesigen Platz in deinem Herzen gesichert?

Ab und zu erwischst du dich vielleicht schon dabei, wie du schützend die Hand auf deinen Bauch hältst, wie du versuchst, Kontakt mit dem Kleinen aufzunehmen, indem du mit

KLEINE TRAUMREISE

Schließ kurz die Augen und versuch mal, dich zu erinnern, wie und wann dein Baby entstanden sein könnte. Sobald sich deine Mundwinkel nach oben schieben und du grinst, ist die Übung beendet.

ihm sprichst, ihm einen Spitznamen verpasst oder ihm dein Lieblingslied vorspielst und laut mitgrölst. Indem du googelst, wie groß es jetzt sein könnte, oder einfach beim Aufwachen und Einschlafen an es denkst. Indem du die Menschen auf der Straße anschaust und denkst: *Ha! Wenn ihr wüsstet! Ich weiß da nämlich von etwas Weltbewegendem – und ihr nicht!* O Gott, ich krieg ein Baby. Ein Baby! Ist das denn zu glauben? Wir sind jetzt ein Team, für immer verbunden, egal, was da kommt. Und wenn dann im Autoradio plötzlich »Circle of Life« von Elton John läuft, dann fährst du rechts ran – so will es das Schwangerschaftsgesetz – und lässt deinen Tränen freien Lauf. Denn ja, es stimmt, was er da singt: Das Leben schafft Leben, und du bist dabei.

Was hat dein Kind für ein Glück, gerade dich als Mama zu bekommen ...

FORMEL ZUM AUSRECHNEN DES GEBURTSTERMINS

WANN KOMMT DEIN BABY?

Erster Tag der letzten Periode + 7 Tage + 1 Jahr –
3 Monate: Voilà! Nun weißt du, wann dein Kind
ungefähr zur Welt kommen wird. Aber Vorsicht! Man
nennt dieses errechnete Datum auch ET, das steht für:
errechneter Termin. Da die wenigsten Babys wirklich
auf den Tag genau am ET kommen, übersetzt man die
Buchstaben auch gern mit: erratener Termin.

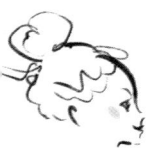

Tagebucheintrag von Lisa

»Ich weiß was, was du nicht weißt«

Die Sonne knallte mit aller Kraft auf die noch feuchten Herbstblätter, die unter all ihren Farben den Gehsteig begruben. Die Temperatur sprach eine andere Sprache als die Helligkeit der Sonne. Es war kalt. Was mir auffiel: Es roch so gut. Statt in Depressionen wegen des nahenden Winters zu verfallen, wie sonst üblich, genoss ich diesen feinen, mir bislang unbekannten Geruchssinn. Es war die einzige Veränderung, die mir an diesem Tag auffiel.

Der Chef schickte mich an diesem Tag ins nächstgelegene Städtchen zu einem Termin mit drei Kollegen. Als ich gegen 16 Uhr nach Hause kam, saß mein Freund am Küchentisch vor dem Laptop. Er drehte sich um, seine Augen strahlten. Er sagte:»Ich hab supergute Nachrichten. Es gibt eine Farm in Lesotho, auf der wir arbeiten und leben könnten im nächsten Jahr. Für ein paar Monate.«Wenn uns eines verband, dann das Reisen, der Entdeckungsdrang. Er war ganz aufgeregt. Und ich auch.

Ich küsste ihn und sagte:»Ich mach jetzt mal 'nen Schwangerschaftstest.« Den hatte ich seit längerem vorsorglich zu Hause. Und nun war seit drei Tagen meine Regel überfällig. Was nichts hieß, denn ein anderes Mal hatte ich fünf Tage gewartet … Aber ich dachte: Bevor ich mich jetzt auf Afrika freue, mach ich's mal lieber. Ich ging also ins Bad.

Mein Freund hatte, glaub ich, gar nicht richtig zugehört. Ganz allein pinkelte ich also über dieses Stäbchen. Gespannt. Und … das Ergebnis war mehr als eindeutig: SCHWANGER.

Wusch. Ich saß da auf dem Topf, und mein ganzer Körper zitterte.

Dann ging ich an die Küchentür, stellte mich in den Türrahmen, sagte »Baby« – nicht wegen des Babys im Bauch, so nannte ich ihn mit Kosenamen –, und dann versagte meine Stimme. Während er sich auf dem Küchenstuhl langsam umdrehte, wanderten meine zitternden Hände ins Gesicht, vor den Mund. Er fragte: »Schwanger?« Und ich sagte: »Also auf diesem Test schon ...«

UNSER KIND IN FRUCHTGRÖSSEN:

1. Monat: Mohnkorn (ooops, ist keine Frucht,
aber uns fiel nix anderes Kleines ein)

2. Monat: Himbeere

3. Monat: Kiwi

4. Monat: Avocado

5. Monat: Orange

6. Monat: Papaya

7. Monat: Honigmelone

8. Monat: Mittelgroßer Kürbis

9. Monat: Wassermelone

Geteilte Glücksgefühle

Falls dir gerade nach Luftsprüngen zumute ist: Super! Denn deine Glücksgefühle übertragen sich genauso auf dein Baby wie etwa Entspannungsübungen, das hat eine Studie der Forscherin Janet DiPietro und ihrer Kollegen an der Johns Hopkins University in Baltimore 2008 ergeben. Falls ihr also einen Freifahrtschein für die Couch braucht: Here you go! Leg allen, die etwas von dir wollen, einfach diesen kleinen Text hier vor. Die Studie zeigt nämlich deutlich, dass sich deine Entspannung unmittelbar auf den Fötus auswirkt. Den Schwangeren wurden für die Untersuchung bei gedimmtem Licht über Kopfhörer 18 Minuten lang Entspannungsübungen vorgespielt. Herz- und Atemfrequenz der Mutter zeigten daraufhin deutliche Entspannung. Gleichzeitig verlangsamte sich der Herzrhythmus des Babys, und es bewegte sich weniger, was darauf schließen lässt, dass es von Mamas Ruhe profitierte. Also: Beine hoch und einfach nur noch genießen! So tust du allen etwas Gutes!

Wem hast du zuerst von der Schwangerschaft erzählt? Und warum dieser Person?

Das perfekte Alter

Wir haben für dich das perfekte Alter zum Kinderkriegen aus-gerechnet. Der Algorithmus ist ein sehr aufwendiger, ganze Rechenzentren haben dafür gebrannt, und nun dürfen wir dir die ultimative Antwort geben. Das perfekte Alter ist ...
DEINS!
Yayjippiehyayeah! Wirklich. Genau das ist es. Du brauchst Beweise?

Jüngere Schwangere	Ältere Schwangere
Haben noch ganz viel Leben vor sich! Yay!	Haben ihr Leben schon gut genossen! Yay!
Haben noch ganz viel Geduld und Nerven-stärke, weil alles noch so unverbraucht ist	Haben ganz viel Geduld und Nervenstärke, weil da schon so viel Lebens-erfahrung ist
Sehen staunend ihren Bauch wachsen	Sehen staunend ihren Bauch wachsen
Stellen sich etwas ganz und gar Neuem	Stellen sich etwas ganz und gar Neuem
Werden demnächst ihre große Liebe kennenler-nen ... ihr Baby	Werden demnächst ihre große Liebe kennenler-nen ... ihr Baby

Übrigens: Was genau jung ist oder alt, das definierst natürlich du selbst. Und niemand sonst.

GEMÜTSNOTIZEN

Wie fühlst du dich gerade? Hast du vielleicht ein
ähnliches Gefühl wie vor der Blutung im Bauch?
Spannen deine Brüste, oder hast du so eine Art
Schweregefühl in deinem Unterleib? Bist du müder
oder gereizter als sonst? Bemerkst du schon Veränderungen in deinem Ess- oder Trinkverhalten, hast du
Appetit auf andere Dinge als sonst? Vielleicht hast du
ja Lust, eine Art kleines Tagebuch zu führen, das dir
später eine Gedankenstütze ist.

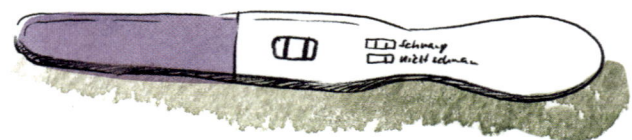

Happy End: »Das Glück kommt manchmal unverhofft«

Was, wenn es einfach nicht klappen will mit dem Schwangerwerden – und es dann doch völlig unerwartet passiert? Journalistin Andrea Leim hat so lange auf ihr Wunschkind gewartet! Hier erzählt sie von ihren erfolglosen Kinderwunschbehandlungen – und wie der Test dann doch irgendwann positiv war.

Noch sechs Tage bis New York. Dort werde ich die legendären Rocker von »Kiss« interviewen. Die Geschichte ist mein erster großer Auftrag als freie Journalistin und ein großartiger Einstieg in diesen neuen Lebensabschnitt, der vor mir liegt. Vor acht Wochen habe ich meinen langjährigen festen Job auf eigenen Wunsch verlassen und seitdem meine Selbständigkeit geplant, aufgebaut und auch schon ein bisschen in die Tat umgesetzt. Nun steht tatsächlich ein Termin mit den vier Schminkemonstern in ihrer Heimatstadt an, backstage im Madison Square Garden, und ich freue mich wahnsinnig darauf. Allerdings ist das nicht der Grund, warum mir mein Herz gerade bis in die Haarspitzen schlägt. Zwei Striche sind der Grund dafür. Blau, deutlich erkennbar, auf einem Billo-Schwangerschaftstest. Das wird nicht stimmen! Oder doch?

Ich kann doch eigentlich gar nicht schwanger werden. Die Ärzte im Kinderwunschzentrum hatten das so gut wie ausgeschlossen, denn selbst unter starker Hormongabe wollte sich in meinen Eierstöcken nicht eine einzige Eizelle bilden. Noch dazu sahen die Spermien meines Mannes eher aus wie Quadratquallen. Alles mehr als suboptimal. Zwei Fehlgeburten (jeweils in der zehnten Woche) hatten wir zuvor bereits hinter uns gebracht. Und weil das dann doch irgendwann sehr viel wurde und so viel emotionalen Raum in meinem Leben einnahm, schloss ich schließlich bewusst mit dem Gedanken ab, jemals Mama genannt zu werden. Mehr als zwei Jahre dauerte es, bis ich darüber nicht mehr gelegentlich weinen musste. Doch auch das Glück kehrte zurück: Gerade war ich dabei, einen neuen Lebensplan in die Tat umzusetzen. Zu dem gehörte die Kündigung meines sicheren und gut bezahlten Arbeitsvertrages. Nach dem Motto: Wenn ich weiter nur Verantwortung für mich trage und selbst im Alter allein sein werde, weil ich nicht Mama werden darf, kann ich an anderer Stelle auch ein bisschen ein Risiko eingehen. Gesagt, getan! Und nun?

»Sitzt du«, frage ich meinen Mann Christof um kurz vor Mitternacht am Telefon, während ich selbst ungläubig auf der kleinen Couch in der Wohnung unserer Freunde in Berlin hocke. Eine Woche Hauptstadt liegt hinter uns, ich bin noch geblieben, er ist zurück nach Hause ins Ruhrgebiet gefahren, weil er arbeiten muss. »Liebster, ich glaube, ich bin schwanger«, sage ich mit belegter und leicht zittriger Stimme. »Was?«, fragt Christof komplett erstaunt. Mein Herz klopft noch immer wie wild, und ich schicke meinen engsten Freundinnen Fotos vom Test. Dann recherchiere ich »Schwangerschaftstest positiv, nicht schwanger«, weil ich noch immer nicht glauben kann, dass ich wirklich ein Kind erwarten soll. Ergebnis: Möglicherweise Krebs! Bitte was? Erst kann ich keine Kinder bekommen, und nun könnte ich also auch noch Krebs haben? Na toll.

Ich schlafe in der Nacht kaum, tausend Gedanken kreisen in meinem Kopf, während ich versuche, in mich hineinzuhören. Fühle ich mich schwanger? Meine Brüste tun schon ein

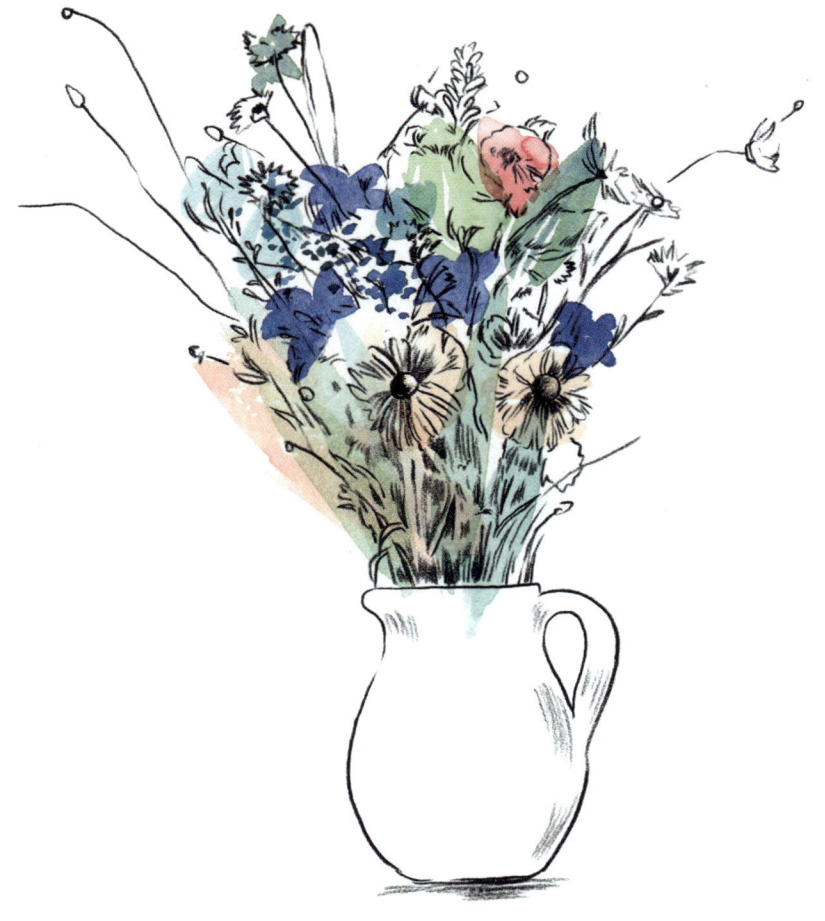

bisschen weh, oder? Wann könnte das denn wohl passiert sein? Ich bin doch jetzt schon 41, ist das nicht zu alt? Vielleicht war der Test unzuverlässig? Immerhin habe ich den preiswertesten gekauft, denn eigentlich wollte ich nie wieder so ein Ding benutzen, nie wieder warten, nie wieder enttäuscht werden, weil sich trotz großer Hoffnung kein zweiter Strich bildet.

Am nächsten Morgen, es ist ein Sonntag, fahre ich schon um sieben Uhr mit einem Car2Go die Greifswalder Straße entlang zu einer Notapotheke. »Ich brauche einen Schwangerschaftstest«, sage ich, als die Türluke aufgeht. »Oder nein! Haben Sie verschiedene Marken? Dann zwei unterschiedliche, bitte.« Die Apothekerin will mir erklären, dass einer ausreicht, ich weiß aber, dass ich mehr Bestätigung brauche – und auch bekomme: Beide sind wieder positiv.

Nur zwei Tage später sitzen Christof und ich in der Frauenarztpraxis und erzählen meiner Gynäkologin, was passiert ist. Sie begleitete mich und uns schon durch die Fehlgeburten und hat uns immer wieder aufgebaut und unterstützt. »Na, dann sehen wir doch direkt mal nach«, sagt sie. »Ich würde es Ihnen sehr wünschen!« Poch, poch, poch, poch ... wieder bis in die Haarspitzen. Denn jetzt kommt die Angst zurück, die Angst vor der Enttäuschung beim Blick auf den Ultraschallbildschirm. Doch sie ist unbegründet. »Ja, Sie sind eindeutig schwanger. Herzlichen Glückwunsch«, sagt meine Ärztin und freut sich ehrlich und deutlich mit uns. Kein Krebs also, sondern eine kleine, quietschlebendige Krabbe!

Christof ist bei jeder Untersuchung dabei, und so bringen wir Etappe für Etappe hinter uns. In Woche 15 erfahren wir, dass es ein Mädchen wird. In Woche 19 zeigt sie mit ihren Fingerchen – kein Witz – die Pommesgabel auf dem Ultraschallbild, in Woche 24 arbeite ich dann passenderweise auf dem Wacken Open Air, dem größten Heavy-Metal-Festival der Welt für die Presseabteilung. Das Gelände ist riesig, jeden Tag lege ich fast 15 Kilometer Fußmarsch zurück, weil Christof, der besorgte Kindspapa, mir verbietet, mit dem Fahrrad zu fahren. Ich könnte ja schließlich mit meinem Bauch auf den Lenker fallen und dem Kind schaden. Seit vermutlich 36 Jahren fahre ich nun Fahrrad und kann mich nicht erinnern, schon einmal mit dem Bauch auf den Lenker gefallen zu sein. Aber ich tue ihm den Gefallen und laufe, laufe, laufe. Unsere Tochter findet das übrigens offensichtlich super. Denn sobald ich mich hinsetze oder mich abends ins Bett lege, beschwert sie sich und beginnt zu treten.

In 40 Wochen darf ich als über 40-Jährige eine echte Bilderbuchschwangerschaft erleben und freue mich mittlerweile unglaublich darauf, die kleine Maus endlich kennenzulernen. Wie wird sie wohl aussehen, wem ähnlich sein? Und wie wird die Geburt laufen? Weil ich absolut kein Risiko eingehen will, erkläre ich den Ärzten im Krankenhaus, dass ich ihnen voll und ganz vertraue und mich darauf verlasse, dass sie meinem Kind wohlbehalten auf die Welt helfen. Ich sei bereit, dafür jeden Schritt und jeden Schnitt zu gehen bzw. hinzunehmen. Und so wird unsere Tochter mitten im November nach 18 Stunden Wehen und Warten per Kaiserschnitt geboren. Gesund und wirklich wunderbar. Das Glück kommt manchmal eben doch ganz unverhofft.

Übrigens: Das Herzklopfen ist geblieben. Jeden Tag. Vor Liebe. Oder wenn sie wieder mal mit ihren kleinen Beinchen Richtung Bruchlandung rennt ...

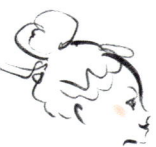

von Lisa

Ein Foto und seine Geschichte

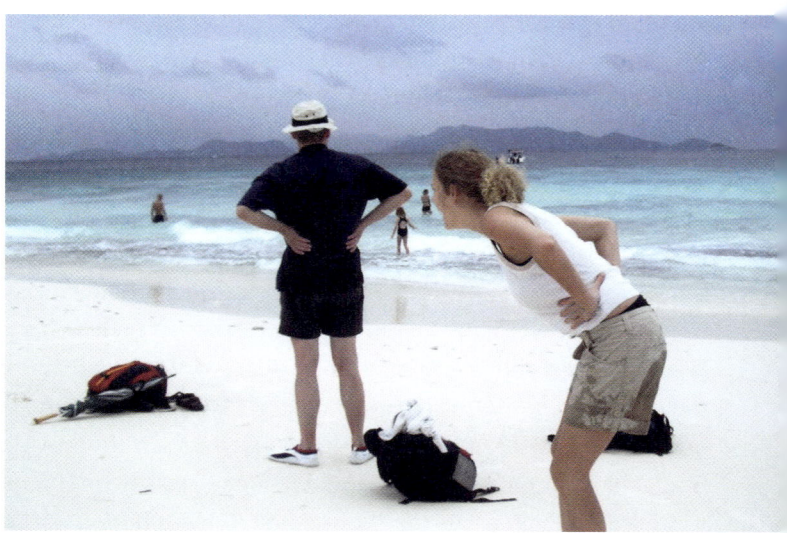

Auf diesem Foto bin ich schwanger mit meinem ersten Kind. Draußen sieht man noch nichts, aber drinnen hat sich bereits alles verändert. Mir ist dauerübel, und ich behalte nur wenig feste Nahrung bei mir, aber in diesem Moment lache ich mich über meinen Vater kaputt, der vor mir steht. Wir sind noch mal verreist, der Urlaub war lange vor meinem positiven Schwangerschaftstest gebucht. Ich hatte meine Ärztin gefragt, ob eine Flugreise noch in Frage käme, und sie hatte mir ihr Okay gegeben. Nur bitte mit Thrombosestrümpfen. Sexy hexy, was es nicht alles gibt!

Schon im Zug auf dem Weg zum Flughafen hatte ich mich übergeben müssen, auf der ICE-Toilette. Sagen wir so: Es gibt schönere Orte für derlei Dinge. Ich hatte also gehörig Respekt vor dem Flug, aber da – wo mir in nichtschwangeren Zeiten schon mal öfter übel wurde – war komischerweise alles in Ordnung. Auch auf einer Bootstour, als alle durch einen aufziehenden Sturm seekrank wurden, gingen es mir als Einziger gut. Dieses Baby, so wirkte es, stellte schon jetzt einfach alles auf den Kopf! Vielleicht ist das Lachen auf dem Foto also auch ein Erleichterungslachen. Und spätestens als mein Vater mich dann in der Nacht des Jahreswechsels zur Seite nahm und mir sagte, wie einschneidend und entscheidend das kommende Jahr für mein Leben werden würde, wusste ich, dass da etwas ganz Großes im Anmarsch war.

We are family. Ich würde Mutter werden. Eine Familie gründen. Ein Baby gebären. Meinen Vater zum Opa machen, ein neues Familienmitglied begrüßen. Ich weiß nicht, ob ich jemals aufgeregter war. Ehrfürchtiger, demütiger, vom Glück geküsster ...

Zum Kotzen schön.

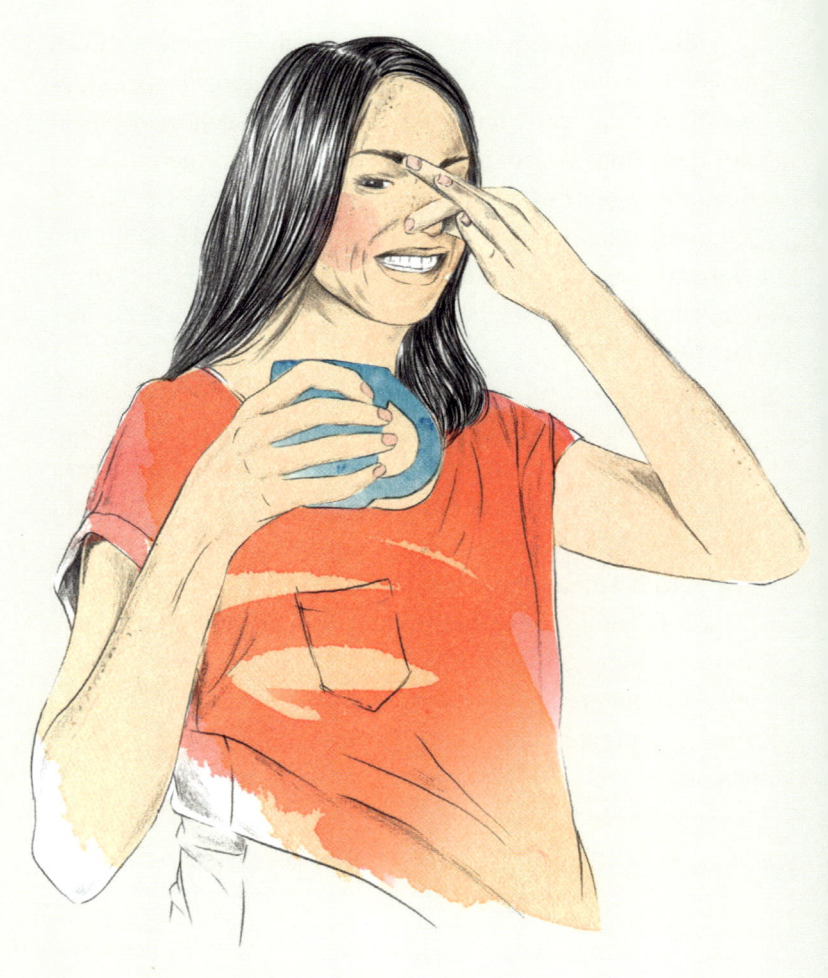

Wow,
bin ich
überrumpelt

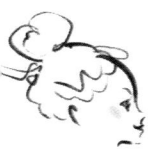

von Lisa

Un-fass-bar! Was kommt da jetzt auf mich zu?

Kirmes im Kopf! Kater im Körper. Der ganze Organismus stellt sich um auf Schwangerschaft, da kann uns schon mal schwindelig werden – auch geistig. Jetzt sackt alles ins Bewusstsein, so viele Fragen schlagen Purzelbaum. Wie werden wohl alle auf die Babynews reagieren? Wie wird sich unser Leben verändern – oder hat es das nicht längst getan? Keine Sorge! Denn genauso wie dein Bauch in den nächsten Wochen größer werden wird, wirst auch du an all den neuen Herausforderungen wachsen.

So richtig zu fassen ist das alles nicht, oder? Also im wahrsten Sinne des Wortes, denn es gibt noch nichts zum An»fassen«. Der Bauch hat sich vermutlich noch nicht groß verändert, die Kindsbewegungen sind noch nicht zu spüren, und trotzdem wirbelt dieser kleine Mensch dein Leben schon jetzt ganz schön durcheinander. Deine Gedanken kreisen um das Bald, um das Jetzt, um das Früher. Wie wird sich alles verändern?

Ich persönlich habe mich ganz schön erschlagen gefühlt am Anfang, nachdem die Nachricht gesackt war, dass ich jetzt Mama werde. Sicherlich nicht nur, weil mein Körper gerade einen neuen Menschen»baute«, sondern auch, weil mich mein Gedankenkarussell schonungslos in eine Achterbahn setzte. Nicht erstaunlich, dass mir da auch schon mal schlecht wurde ... Alles war noch so neu. So total unbekannt. So unendlich! Was da wohl jetzt auf mich zukommt? Wie sich mein

Leben wohl verändern wird? Für immer. In einem Augenblick hätte ich platzen können vor Neugier, im nächsten wollte ich dann alles wegschieben von mir, manchmal erschrak ich fast, weil ich kurz ganz vergessen hatte, dass ich ja jetzt schwanger bin. Schwanger, schwanger! SCHWANGER.

Auch deine Gedanken kreisen vermutlich gerade ähnlich wie meine damals: Muss ich mir jetzt schon eine Hebamme suchen? Was ist mit Folsäure? Warum ist eigentlich mein Mann so unbeteiligt oder

UND DANN MUSS MAN JA AUCH IRGENDWIE NOCH VERKRAFTEN, WENN EINEM DAS HANDY IN DEN KOTZ-EIMER GEFALLEN IST ...
Zitat einer Freundin

übertreibt es so? Müssen wir jetzt noch schnell heiraten? Umziehen? Wird es ein Junge oder ein Mädchen – und hab ich da eigentlich Präferenzen? Ist der Embryo gesund? Gehört mein Körper überhaupt noch mir?

Was wird aus meinem Job? Werde ich wohl eine dieser Mutti-Muttis, die nur noch vom Kind erzählen? Kann ich meinen Sport überhaupt noch machen? Brauch ich jetzt Thrombosestrümpfe? Muss ich wirklich auf Sushi verzichten? Werde ich der Aufgabe, die da kommt, überhaupt gewachsen sein? Bin ich nicht selbst noch ein Kind? Wo bleibt dann meine Freiheit?

Ist mein Baby jetzt so groß wie eine Blaubeere? Muss ich den Bauch schon eincremen gegen Schwangerschaftsstreifen? Warum bin ich immer so schnell aus der Puste und muss dauernd aufs Klo? Werde ich das schaffen mit so einem Kind?

Oha! Und wenn ich es nicht schaffe, ich werd es ja nicht mehr los!

Na? Musstest du hier und da grinsen, weil du dich in der einen oder anderen Frage wiedererkannt hast? Keine Sorge, es geht nicht nur dir so! Es steht ja auch schließlich etwas Bahnbrechendes an. Und wir geben ein Stück weit Kontrolle ab. Ab jetzt ist nicht mehr alles steuerbar, wie wir das vielleicht von unserem vorherigen Leben gewohnt waren. Wir müssen uns drauf einlassen. Nicht gegen die Wellen ankämpfen, sondern sie nehmen, wie sie kommen. Mitgehen.

Mich haben diese Wellen ganz schön sturmflutartig durchgeschüttelt. Ich war ein ordentliches Gefühlswrack zu Beginn. Ich weinte bei den kleinsten Kleinigkeiten, selbst als mein Mann mir morgens einen Zettel auf den Küchentisch gelegt hatte, auf dem er mir einen »schönen kotzfreien Tag« wünschte. Dabei war ich doch sonst immer die Starke!

BIST DU ETWA AUCH SO UNKONZENTRIERT GERADE? WE CALL IT: SCHWANGERSCHAFTSSCHWACHSINN

Gerade noch hätte ich Bäume ausreißen können, nun fühlte ich mich wie durch den Fleischwolf gedreht. Nach dem Aufstehen wurde mir erst mal schwarz vor Augen. Zittrig, schwindelig, schlecht. Kurz darauf ging es mir wieder besser.

Richtig gut sogar: *Ich freu mich so auf dich, mein Baby, auch wenn mir das Drumherum manchmal noch Angst macht ... wir wachsen einfach beide daran, ja?!* Haaalllo, wisst ihr eigentlich, dass ich nie glücklicher als jetzt war?! Puh, nee, jetzt doch nicht mehr. Hilfe, wo ist die nächste Spucktüte? Warum hab ich jetzt Hunger auf Döner mit Senf? Seriously?

Meine Brustwarzen brannten, als hielte mir jemand ein brennendes Streichholz daran. Bei jedem Unterleibsziehen gingen die Alarmglocken an: Ob wohl alles gut gehen würde? Und was machte mein Steißbein eigentlich gerade für Faxen – aua?! Ich fragte mich, ob Brüste eigentlich platzen können, meine BHs glichen bald Zelten. Ich träumte wild von Babys, die im Wasser zu Würmern wurden und sich wieder zu Babys aufpumpten, wenn man sie aus der Badewanne holte. Wurde ich jetzt verrückt? Was machte mein Unterbewusstsein da gerade?

By the way: Wo war eigentlich mein Kreislauf hin? WANTED! Dead or alive! Finderlohn eine Million! Bringt ihn mir wieder! Er war weg, weg, weg! So weg, dass ich nicht mal fernsehen konnte, weil: zu schnelle Bilder. Würg. Ob ich mich jetzt für immer so matschig fühlen würde? Wahnsinn, wie viele Fragen mein Gehirn auf einmal ausspucken konnte! Dabei wollte ich doch eigentlich auch noch eine neue Frauenärztin suchen ... Schon bei dem Gedanken daran, wäre ich lieber in einen tausendjährigen Dornröschenschlaf gefallen, als mich dahinterzuklemmen ...

VERMUTLICH BIN ICH NUR SO MÜDE, WEIL SO VIELE TALENTE IN MIR SCHLUMMERN ...

Und dann schaffst du es eben doch zu einem Termin. Und siehst diesen kleinen Menschen zum ersten Mal. Auf einem Bildschirm. Live und lebendig. Und plötzlich wird aus einem abstrakten Gedanken etwas Greifbares. Ein Leben! Ein echtes wahrhaftiges Leben!

Da ist es doch nur logisch, dass du dich plötzlich schwangerschaftsdement fühlst, deine PIN-Nummer an der Tankstelle vergisst, mittags ein Schläfchen brauchst und dich gerade insgesamt eher wie eine Rentnerin über 70 fühlst ... Nicht nur werden alle Ressourcen für das Wachstum deines Kindes gebraucht, nein, dein Gehirn arbeitet auch auf Hochtouren daran, dich mit der neuen Situation vertraut zu machen. *Danke, Hirn! Sehr nett von dir! Denn bevor du meine Mama zur Oma, meinen Bruder zum Onkel und meine Freundin zur Patentante machst, sollte doch wenigstens ich mich an den Gedanken gewöhnt haben!*

Klar, dass deine Gefühle da schon mal Polka tanzen – auf

deinen Nerven. Es wird Tage geben, an denen du einfach mal gar nicht an Schwangerschaften und Babys denken magst, an denen sich dir bei Babygebrüll aus der Nachbarschaft der Magen umdreht – Panik! –, du verdrängen willst und gern noch mal ganz kurz in deinen nichtschwangeren Vor-Baby-Bauch schlüpfen würdest. NORMAL! Weißt du, wie viele Hormone dich gerade fluten?

Und diese Sorgen! Weil du ja nicht mal eine vernünftige Bolognese hinbekommst – und jetzt wahrhaftig für ein Menschenleben verantwortlich sein sollst?! Wow. Das kann einen schon auch überrumpeln.

IF IT EXCITES YOU AND SCARES YOU AT THE SAME TIME, IT MIGHT BE A GOOD THING TO TRY.

Quelle unbekannt

Ein Mensch, der aus dir und euch entstanden ist. Noch klein, aber bald schon größer. Mit eigenen Gedanken und Empfindungen und Vorhaben. Ein Baby, das dir zeigen wird, wie es sich anfühlt, wenn das Herz plötzlich auch außerhalb des eigenen Körpers schlägt.

(Ob wir wohl mal zusammen Bolognese kochen werden, mein Baby? Du auf einem Stühlchen stehend neben mir am Herd? Oh, sind diese Gedanken alle unbegreiflich!)

NEUN ODER ZEHN MONATE?

Wie zählst du die Schwangerschaftsmonate? Nach Wochen? Und nach vier Wochen bist du im zweiten Monat? Nur dann sind's nämlich zehn Monate mit der Schwangerschaft. Rein kalendarisch sind es neun. In welcher Woche bist denn du gerade?

Wie sag ich's bloß?

Am liebsten würden wir diese Meganews ja mit einem Megaphon durch die Gegend rufen, Banner aufhängen und Flyer verteilen. Jeder, wirklich jeder soll es erfahren. Wir haben unsere *Stadt Land Mama*-LeserInnen mal gefragt, wie sie ihren Nächsten vom Wunder im Bauch erzählt haben.

Wir haben einen Brief »vom Enkelchen« geschrieben, ein Ultraschallbild dazugelegt und es den werdenden Großeltern geschenkt.
Christina

Wir haben Rubbellose verteilt, auf denen »Kleine Überraschung« stand. Wenn man das Feld freigerubbelt hat, stand da »Wir bekommen ein Baby«.
Kathrin

Opa und Oma haben ein paar gestrickte Babysocken von uns geschickt bekommen. Das hat sie dann quasi von den Socken gehauen :-)
Patrick

Wir haben meinen Eltern gesagt, wir hätten das Haus ausgemistet und dabei eine Uhr gefunden, die wir nicht tragen, und gefragt, ob sie die vielleicht gebrauchen können. In die längliche Verpackung der Uhr habe ich dann den positiven Test gelegt. Mein Mann hat alles gefilmt, und die Reaktion meiner Mama war so süß.
Sarah

Zur Verkündung der Schwangerschaft haben wir unserem ersten Kind ein T-Shirt angezogen, auf dem groß »Einzelkind« und ganz klein darunter »voraussichtlich bis August 2017« stand. Beim Frühstück mit den Großeltern hat es dann doch etwas gedauert, bis sie es verstanden haben.
Olga

Ich hab's meiner Mama am Telefon gesagt. Mein Papa hat gerade ein Fußballspiel im Fernsehen geguckt, und kaum war das » ... ein Baby!« raus, schrie er aus dem Hintergrund: »Tor! Tor! TOOOOOR!!!!!!!«
Sabine

Ich hab meinem Mann ein Rezept mit Agyrax (Mittel gegen Schwangerschaftsübelkeit) auf den Teller gelegt und gefragt, ob er mir das eben unterschreiben könnte.
Rebecca

Bei unserer Kleinsten hat unsere Mittlere ein Bild von unserer Familie gemalt. Auf dem Bild halte ich ein Baby im Arm. Dieses Bild haben wir an alle Freunde und Verwandten per SMS geschickt. Das Bild steht seither gerahmt bei uns im Regal.
Romy

...... *Wichtig* ......

Ihr habt euer erstes Ultraschallbild in der Hand und wollt es für die Ewigkeit bewahren? Bitte, bitte versucht es nicht mit Laminieren. Bei dem Prozess wird mit Hitze gearbeitet und das Bild, auf dem gerade noch euer süßes Baby zu sehen war, wird .... komplett schwarz. So schwarz wie der Stuhlgang nach Eisentabletten. Lernt einfach aus unseren Fehlern.

Dürfen wir vorstellen?
Das Matschhirn

Der Kopf einer Schwangeren fühlt sich manchmal so an, als sei er von innen mit Knetgummi blockiert und hätte in der Nacht zuvor mindestens sechs Caipirinhas und acht Liter Bier verkraften müssen. Gut, wir übertreiben. Aber auch das darf zum neuen Zustand dazugehören. Irgendwie müssen wir »denen da draußen« doch nahebringen, wie es wirklich um uns steht. Selbst Gedanken führen zu Schwindel. Alles funktioniert nur noch matschig und langsam.

Der Körper fühlt sich dann manchmal auch noch an, als sei eine Dampfwalze kurz über die inneren Organe gerollt, so dass man immer kurz vorm Kotzen ist. Das glaubt einem ja keiner. Arbeit, schier undenkbar. Größere Runden mit Freundinnen, nicht möglich. Aber irgendwie muss es doch weitergehen. Nur WER gibt uns bitte Antworten auf diese Fragen?

Die eigenen Eltern wissen es vielleicht noch gar nicht, die Freundin wünscht sich gerade selbst ein Kind, und es klappt nicht. Und die Hebamme kommt erst in zehn Tagen wieder. Also blättern wir uns durch ein paar Schwangerschaftsheftchen und bekommen Aggressionen bei all den Bildern von grinsenden, gut gelaunten, tollkörperigen Schwangeren. Und dann steht da noch: »Nehmen Sie lieber fünf statt drei Mahlzeiten pro Tag zu sich und legen Sie sich danach jeweils zehn Minuten hin.« Was haben die denn alle für Jobs? Bei denen wir uns fünfmal am Tag für zehn Minuten hinlegen können? Bilder von sich erbrechenden Frauen gibt es hingegen keine. Offenbar nicht schwangerschaftsratgebertauglich. Oder habt ihr schon mal ein Bild von einer in den Mülleimer brechenden Schwangeren gesehen? Wir haben ja selbst keines!

WELCOME TO A NEW WORLD!

Solltest du dir bereits eine Hebammenpraxis angeschaut oder einen Infoabend besucht haben, hast du
bereits einen Vorgeschmack darauf bekommen, was
dich in den nächsten Monaten erwartet. Du trittst
über die Schwelle und gehst hinein in diese neue
Welt, von der du gar nicht wusstest, dass sie existiert.
Wie ein Clubmember hast du mit deinem positiven
Schwangerschaftstest nun Zugang zu diesem exklusiven Ründchen. Du wirst jetzt Mama. Du bist jetzt eine
von ihnen. Welcome to this new world! Denk immer
dran, wenn du erstaunt bist oder dich wunderst:
There's no hood like motherhood.

Wörterbuch

Mutterpass – Deutsch/ Deutsch – Mutterpass

Es ist schon ein ganz besonderes Gefühl, wenn der Frauenarzt oder die Frauenärztin den Mutterpass ausstellt. Dieses kleine Heft macht alles plötzlich so real – wie eine Eintrittskarte in den offiziellen »Mama-Club«. Doch schnell merken wir: Es gibt eine Geheimsprache in diesem Club. Na ja, nicht ganz, aber es gibt durchaus Begriffe und Abkürzungen im Mutterpass und in der Welt der Schwangeren, die wir vorher noch nie gehört haben. Wir übersetzen gerne!

SSW: Klingt ein bisschen wie Sommerschlussverkauf, meint aber kein günstiges Shopping (schade!), sondern die Schwangerschaftswoche.

SS: Bei SS denkst du vermutlich eher ans »Dritte Reich« als an die Schwangerschaft, aber keine Sorge. Eigentlich soll das nur die Abkürzung für Schwangerschaft sein.

SSL: Könnte auch die Verschlüsselung einer neuen WLAN-Verbindung sein, meint aber die Scheitel-Steiß-Länge deines Kindes. Die wird gemessen, weil die Beinchen doch eher geknickt und dadurch nicht so gut zu messen sind.

KU: Hier hat niemand versehentlich das »h« am Ende vergessen, es geht nicht um muhende Wiesentiere, sondern um den Kopfumfang deines Babys.

BPD: Auch diese Abkürzung steht nicht für eine neue Tankstellenkette, sondern für den Biparietalen Durchmesser, also den quergemessenen Durchmesser des Babyköpfchens.

FOD: Schatzi, schenk mir ein FODdo ... Sorry, jetzt wird's langsam albern. Im Ernst: FOD meint den Fronto-okziptalen Durchmesser, also den Längsdurchmesser des Babykopfes.

FL/HL: Diese Abkürzungen stehen für die Femur- und die Humeruslänge: Das ist die Länge des Oberschenkelknochens (Femur) und des Oberarmknochens (Humerus).

AU: So oft du auch AUA denkst, wenn mal wieder was ziept, hier geht es nicht um Schmerzen, sondern um den Abdomenumfang: Damit ist der Umfang des Babybäuchleins gemeint.

GRAVIDOGRAMM: In diesem Diagramm werden die Ergebnisse der Vorsorgeuntersuchungen abgebildet. Nicht zu verwechseln mit der ... Gravida.

GRAVIDA: Die meint wiederum die Zahl der Schwangerschaften. Mögliche Fehlgeburten werden dabei mitgezählt.

ANAMNESE: Reimt sich auf Bolognese, kommt aber aus dem Griechischen und heißt »Erinnerung«. Es umschreibt also das Gespräch zwischen Arzt oder Ärztin und Patientin, so wird die Krankheitsvorgeschichte festgehalten.

PARA: So schön sich Paragliding als Freizeitbeschäftigung anhören mag, hier geht es um etwas komplett anderes. Um die Anzahl deiner bisherigen Geburten nämlich.

BEL: Hierbei handelt es sich nicht um einen kleinen runden Käse in roter Plastikverpackung, sondern um die Beckenendlage deines Kindes – auch Steißlage genannt.

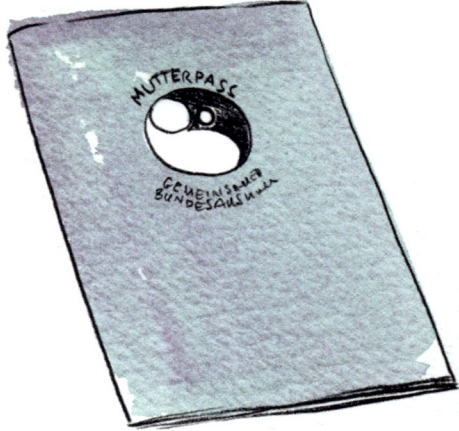

Die Übelkeit bleibt nicht für immer!

Was ist denn jetzt los? Plötzlich wird dir vom Kaffeegeruch übel, die heißgeliebten Schokocroissants schmecken nicht mehr, und wenn du an der Fleischtheke im Supermarkt vorbeigehst, dreht sich dein Magen um? Ja, dann gehörst du zu den 80 Prozent aller Frauen, die in den ersten Schwangerschaftswochen – oder sogar noch darüber hinaus – unter Übelkeit und Unwohlsein leiden. Während die einen nur mit flauem Magen durch die Gegend laufen, sagen die anderen der Toilette mehrmals am Tag »hallo«. Warum die Übelkeit aber durchaus sinnvoll ist und was man gegen sie tun kann, darüber haben wir mit Dr. Holger Maul, Chefarzt für Frauenheilkunde und Geburtshilfe in den Asklepios Kliniken Hamburg-Barmbek, Nord-Heidberg und Wandsbek, gesprochen.

Konzentrieren wir uns mal auf das Positive: Warum ist Übelkeit ein gutes Zeichen?
Weil es bedeutet, dass das Schwangerschaftshormon HCG besonders hoch und die Plazenta besonders funktionstüchtig ist – was wiederum bedeutet, dass die Schwangerschaft besonders stabil ist und es dem Kind prima geht.

Müssen sich Frauen, denen nicht schlecht ist, nun Sorgen machen?
Natürlich nicht. Sie können sich freuen, dass sie die ersten Schwangerschaftswochen ohne Würgereiz genießen können.

Was raten Sie Ihren Patientinnen, um die Übelkeit zu lindern?

Da jede Frau mit ihrer Schwangerschaft einzigartig ist, gibt es leider nicht DEN Tipp. Ich rate den Frauen auszuprobieren, was sie vertragen und was nicht. Kleine Stückchen Brot schon vor dem Aufstehen im Bett, trockener Reis tagsüber, das geht oft gut. Ein guter Tipp sind auch Eiswürfel aus gefrorenem Saft und Zucker, die die Frauen tagsüber lutschen können. Einigen hilft auch Ingwer oder Eis am Stiel. All diejenigen, die in Sorge sind, dass sie nicht genug Nahrung zu sich nehmen, kann ich beruhigen: Mit Speiseeis lässt sich spielend ein Tagesbedarf an Kalorien decken. Ganz generell gilt: Der Körper zeigt schon recht deutlich, was er mag und was nicht.

Können Akupressurbänder helfen?

Die sollen einen bestimmten Punkt an der Unterarminnenseite aktivieren, den sogenannten Perikard 6. Hierbei handelt es sich in der Akupunktur und Akupressur um den Hauptpunkt gegen Übelkeit. Er hat eine entspannende Wirkung und lindert Übelkeit. Ob es wirklich hilft, dazu gibt es keine Studien, die den Erfolg zuverlässig belegt haben. Ich sage immer: Wer verzweifelt ist, kann und sollte es ausprobieren. Vielleicht klappt es ja. Genau wie an Pfefferminz- oder Zitronenöl riechen – den einen hilft's, den anderen nicht.

Ein Geheimtipp gegen Übelkeit scheinen auch Kompressionsstrümpfe zu sein ...

Ja, das klingt für mich durchaus plausibel. Durch die Kompression transportiert die Muskelpumpe das Blut aus der unteren Körperhälfte nach oben, die dicken Beine werden schlank, das Wasser gelangt zurück in die Gefäße und hält so den Blutdruck aufrecht.

Gibt es denn etwas, das allen Frauen hilft?

Das Beste ist Ablenkung. Ziehen Sie sich die Schuhe an, auch wenn's schwerfällt. Gehen Sie raus, lassen Sie sich frische Luft um die Nase wehen, bringen Sie den Kreislauf in Schwung. Am besten in der Frühphase. Lassen Sie die Übelkeit gar nicht erst hochkommen. Viele Frauen liegen dann nur noch auf dem Sofa, schonen sich, und die Übelkeit bestimmt den ganzen Tag – da klappt dann der Kreislauf zusammen, und alles wird noch schlechter. Bewegung in der Natur, im Wald, im Park, auf der Wiese halte ich für sehr wichtig.

Und dann gibt es ja noch die besonders schweren Fälle, die unter Hyperemesis gravidarum leiden. Was genau ist das?

Eine extreme Form von Übelkeit, bei der die Frauen durchaus sechs- bis achtmal am Tag erbrechen, wirklich nichts mehr bei sich behalten können, nicht mal Flüssigkeit. Das Problem ist,

»FÜR MICH HEUT KEIN SEKTCHEN«

Wenn du deiner Umgebung noch nichts von deiner Schwangerschaft erzählen willst und es nicht auffallen soll, dass du keinen Alkohol trinkst: Lass dir doch einfach etwas eingießen und trink es nicht. Entweder du schunkelst das Glas zu späterer Stunde leer, oder du nimmst es mal mit ins Bad und kippst es einfach weg. (Oder du tauschst das volle Glas heimlich mit dem leeren deiner Begleitung, NICHT coronakonform, also vielleicht besser nicht.) Auch Notlügen sind ausnahmsweise erlaubt.»Ich nehm gerade Antibiotika« und Co. können für den Anfang helfen.

dass mit dem Erbrechen alle Salze und Nährstoffe verlorengehen, was gefährlich für den Kreislauf wird. Auch Blutbild- und Stoffwechselveränderungen sind möglich und im Labor messbar. Wenn man also über Tage gar nicht mehr hochkommt, nichts essen und trinken kann, sollte man sich ärztliche Hilfe holen.

Wie sieht diese dann aus?
Die Frau bekommt über Infusionen einige Medikamente gegen Übelkeit, Flüssigkeit, Vitamine und Elektrolyte. Das wirkt meist Wunder.

Ständige Übelkeit macht einfach mürbe. Was sagen Sie den Frauen, die völlig verzweifelt sind?
Ich sage ihnen, dass das nicht für immer so weitergeht. Dass es vorbeigeht. In den allermeisten Fällen wird es im zweiten Schwangerschaftsdrittel wesentlich besser. Allein dieser Zuspruch tut den Frauen schon gut. Mutmachen und ernstnehmen sind immer wichtig.

.... Hinweis ....

SCHON MAL VON CMV GEHÖRT?
Alle reden von Sushi, rohem Schinken und Katzenklos – wegen der Toxoplasmose-Gefahr. Doch kaum eine kennt die weitaus häufiger auftretenden Folgen einer Infektion mit dem Cytomegalie-Virus. Sprecht doch eure Hebamme oder Gynäkologin mal darauf an und lasst euch aufklären. Weitere Informationen sind auch auf starkgegencmv.de zu finden.

Gastbeitrag

»Ein bisschen wie Herzblatt –
nur mit Brechreiz«

**Manchmal ist es ganz schön gemein, dass einige so viel
mehr leiden müssen als andere. Denn das, was Daniela
Clément in ihrer Schwangerschaft durchgemacht hat,
war alles andere als lustig. Heute, mit etwas Abstand,
kann sie mit Humor darüber schreiben.**

»Wisst ihr, woran ich gemerkt habe, dass ich ein Kind bekomme? Ich hatte einen Magenvirus. Schlimm. Mit Erbrechen im Stundentakt. Morgens, mittags, nachts. Als der auch nach zwei Wochen noch anhielt, machte ich einen Test. Bingo! Ich hatte Hyperemesis. Und das schon in der neunten Woche. Bis dahin hatte ich gedacht, Schwangere spucken nur morgens ...

Noch schlimmer: Das ging so weiter, Wochen und Monate. Morgens, stimmt. Aber auch vormittags. Mittags. Abends. Nachmittags, zwischendurch und hinterher – und nachts um zwei. Und das war nicht wie »ichgehmalkurz«. Nicht wie Nase pudern oder eben »schnell spucken«. Sondern wie: Mein Magen krampft auch dann noch, wenn es nichts mehr zu erbrechen gibt. Ich musste noch würgen, wenn selbst die Galle schon aufgebraucht war.

Es gab Nachmittage, da habe ich mich auf die Rollstuhltoilette im Büro gelegt (mehr Platz!), weil ich nicht mehr aufrecht sitzen konnte vor Erbrechenserschöpfung. Und weil ich wusste, dass das regelmäßig passiert, hatte ich immer Pausenbrotbeutelchen aus Plastik dabei. Als mobile Auffangbecken.

Du hast auch das Gefühl, an Hyperemesis zu leiden? Es soll immer noch Ärzte und Ärztinnen geben, die dafür kein Auge haben oder Patientinnen nicht ernst nehmen. MERKE: Dann haben sie es vielleicht noch nicht bei einer Patientin erlebt. Oder sie sind doof. In so einem Fall rät Dani: Andere Praxis suchen. Und im Extremfall ruhig ins Krankenhaus einweisen lassen. Sehr tröstliche und hilfreiche Seite, auf der Betroffene berichten: www.hyperemesis.de.

Ich habe in Papierkörbe, in Büsche, sogar in meine eigene Handtasche gespuckt. Ich habe im Zug, im Modegeschäft, im Auto und mitten in der Innenstadt erbrochen. Auf einem Flug war ich so erschöpft, dass ich beim Übergeben mein Gesicht auf der Flugzeugtoilette abgelegt habe, schön die Wange in den Urinflecken auf der Brille. Ihr schreit vor Ekel? Hey, ich auch, innerlich!

(Die Alternative wäre gewesen, monatelang nicht aus dem Haus zu gehen, das war für mich nicht vorstellbar. Ich wollte schwanger sein wie alle anderen! Bodys shoppen, Bettchen gucken, mein Baby im Bauch vor mir herschaukeln! Ich wollte arbeiten und, nun ja: normal sein!)

Prinzessin Kate war zeitgleich mit mir schwanger und landete mit Hyperemesis in der Klinik – von ein bisschen »Morgenübelkeit« wäre es so weit wohl kaum gekommen. Trotzdem verwendeten alle Journalisten den Begriff, ohne mal eine wahrhaftige Beschreibung zu liefern – diese Verharmlosung hat mich damals total geärgert. Denn neben das körperliche Problem trat nach einer Weile noch ein seelisches.

Das Schlimme war nämlich nicht nur das Erbrechen. An

mir nagte irgendwann die Frage, warum meine Schwangerschaft nicht auch einfach schön sein kann. Warum etwas so Tolles wie ein Baby sich bei mir anfühlte wie eine Vergiftung. Und ich hatte noch Glück: Es war verrückt, aber jeden Tag etwa zwischen 17 und 19 Uhr zog die Übelkeit sich zurück. Ich konnte essen, trinken, Kraft tanken. Dann war mir nur noch oft flau, und das Klischee schlug zu: Pommes. Saure Gurken. Aufgießsuppentöpfe. Alles, was mir Linderung des flauen Magens versprach. Das waren keine »Gelüste« – das war Verzweiflung. Und: Nach einigen Monaten war es so gut wie vorbei.

Wisst ihr, was mir in meiner Not, Einsamkeit und Schwäche damals geholfen hat? Das viel gescholtene Internet. Denn die traurige Wahrheit ist: Es geht noch viel schlimmer. Es gibt Frauen, die wochenlang in der Klinik liegen. Als ich diese Berichte fand, schossen mir sofort Tränen in die Augen, und ich wusste: So schlimm hatte es mich nicht getroffen. Ich würde das schaffen. Zusammen mit meinem großartigen Mann, mit dem ich manchmal sogar darüber lachen konnte. Getrennt voneinander durch die Toilettentür. Das war fast ein bisschen wie Herzblatt – nur mit Brechreiz.

WERDENDE MAMA, WERDENDER PAPA

Ist es nicht lustig, wie unterschiedlich Männer und Frauen mit einer Schwangerschaft umgehen? Bei uns war es so: er in Gedanken. Ich in Aktionen. Er total nachdenklich und in sich gekehrt, ich voll im Planungsmodus. Auf eins aber konnten wir uns einigen. Auf einen Spitznamen für unser Baby.

Überraschend schwanger – und jetzt?

Überrumpelt, das war Sophie, als sich völlig überraschend Kind drei ankündigte. In diesem Erfahrungsbericht schreibt sie ehrlich über ihre ambivalenten Gefühle zur erneuten Schwangerschaft. Falls dir das in deiner eigenen Anfangseuphorie zu krass ist, du selbst lang einen unerfüllten Kinderwunsch hattest oder dir das aus Gründen der Verletzlichkeit gerade nicht passt, überblätter diesen Text einfach. Für alle anderen gilt: Viel Spaß beim Mitfreuen und Mitängstigen.

Fuck. Fuck, fuck, fuck, fuck, fuck. So in etwa klang das, als ich vor ein paar Wochen ein Ergebnis betrachte, mit dem ich so nicht gerechnet hatte. Ich bin die Jungfrau Maria, denke ich. Wie passend, so kurz vor Weihnachten. Als ich das Badezimmer verlasse, empfängt der Liebste mich mit einem Gesichtsausdruck zwischen verzweifelt und freudig. »Hast du mich schon gehört?«, frage ich. Er nickt. Na gut, dann weiß er wenigstens schon, welches »Problem« wir jetzt haben.

Ein schönes Problem. Ein ziemlich kleines, das aber ganz bald ordentlich zulegen wird. Noch ein Kind, das uns die Haare vom Kopf fressen und auf unseren Nerven herumspazieren wird. Was für eine Katastrophe! Was für ein Wunder! Was für eine schrecklich-schöne Nachricht!

Am Anfang hilft nur Galgenhumor

In erster Linie denke ich immer noch: Fuck. Auch jetzt, ein paar Wochen später, nachdem die frohe Botschaft ein bisschen sacken konnte. Es ist einfach etwas völlig anderes, von einer Schwangerschaft überrascht zu werden, als sie geplant zu haben. Am Anfang half nur Galgenhumor. »Siehst du«, sage ich zu meinem Mann, »du wolltest ja keine Kinder mehr mit über 40.« Das Baby wird voraussichtlich wenige Wochen vor seinem 40. Geburtstag geboren werden. Krasse Punktlandung, oder?

Und überhaupt: Was für überlebensfähige kleine Saftsäcke sind eigentlich diese Spermien?! Ich kann nur ahnen, dass sie eine verdammt lange Zeit ausharren mussten, um auf eine fruchtbare Eizelle zu treffen. Gute Leistung für so einen alten Sack von Papi, finde ich. Der sagt dazu übrigens ganz trocken: »Hab ich's ja immer gesagt. Das dritte Kind plant man nicht. Das lässt man sich für den Notfall offen.«

Gespräche mit Freundinnen helfen
Nachdem ich den positiven Test in der Hand halte, muss ich erst mal mit meinen Freundinnen telefonieren. Wenn ich es ausspreche, wird es vielleicht ein bisschen realer. Ja, das klappt auch ganz gut, und die Reaktionen der anderen tun mir gut. Meine eine Freundin, selbst noch kinderlos, freut sich einfach. Das ist schön. Meine andere Freundin, selbst zwei Kinder mit wenig Bock aufs dritte, kann meine negativen Gedanken gut verstehen. Aber auch sie freut sich, macht mir Mut. Auch das tut gut.

Mut brauche ich gerade auch, und zwar am besten in reichlichen Mengen. Zwei Kinder, schön und gut. Aber bei dreien, da sind die kleinen Aufständischen plötzlich in der Überzahl! Wie wahnsinnig ist das denn! »Zwei Kinder sind nur Arterhaltung«, hat der Papa einer Freundin immer gesagt. Also gut, wenn es darum geht, machen wir uns jetzt wenigstens nützlich. Ich, Mama Sophie, Märtyrerin für die Gesellschaft. Lasset mich verkünden: Die Rente ist gesichert!

Schwanger sein, uäääähh

Denn apropos Märtyrerin: Was habe ich einen Bock auf noch eine Schwangerschaft! Nämlich gar nicht. Ich bin da einfach nicht so begabt drin. Keine von den rosigstrahlenden Schwangeren, die vor lauter Glück jegliche Rückenschmerzen ignoriert kriegen. Ich fluche stattdessen über das viele Gewicht, die kleinen Zipperlein, die Übelkeit und das ständige Pinkelnmüssen. Und zwar schon bei geplant-gewünschten Schwangerschaften.

Wie wird das also diesmal werden? Ich weiß es noch nicht. Aber ich weiß eins: Hilft ja nix. Das Baby ist drin, irgendwann muss es raus. Und in der Zwischenzeit muss ich dadurch. Was danach kommt, das schauen wir dann mal. Aktuell schwankt meine Stimmung, was das angeht, täglich mehrmals. Von absolut optimistischem »Wir schaffen das, komme, was wolle!« bis hin zu »Ahhhh, ich kann das nicht!« ist alles dabei.

Hallo, Veränderungen!

Klar ist, dass es so oder so Veränderungen geben wird. Einer meiner ersten Gedanken war: O nein, jetzt müssen wir wirklich umziehen. Denn unsere Wohnung ist schon für vier Personen manchmal ganz schön klein. Dann sind da noch die Sorgen rund um Kinderbetreuung, Elternzeit, meine berufliche Selbständigkeit. Wir werden einiges anders organisieren müssen als geplant.

Wird schon alles, muss ja. Und ganz manchmal kommen jetzt doch die schönen Gedanken. Klitzekleine Füßchen. Noch einmal erste Schritte sehen. Erste Wörter hören. Und den beiden Großen ein weiteres Geschwisterchen schenken. Die freuen sich nämlich, sehr. Und streiten sich, weil der Große natürlich einen Bruder will, die Kleine aber eine Schwester.

Nehmen tun wir's sowieso!

Schauen wir mal, was kommt. Nehmen tun wir's sowieso. Denn auch wenn ein Kind nicht geplant war, so kann es doch erwünscht sein. Man kann sich sogar richtig darauf freuen, selbst wenn sich die Schwangerschaft so richtig quälend scheiße anfühlt. Ja, ich bin sogar der Überzeugung, dass man sich umso mehr aufs Baby freut, je schlimmer die Schwangerschaft war. Immerhin ist dann der schlimmste Teil vorbei, und es kann nur besser werden.

Als erfahrene Exschwangere weiß ich das sogar sicher: Es wird besser, es wird super. So ein duftendes Babyköpfchen und schmatzende Babylippen an Mamas Brust – ja, da passiert schon was in mir, wenn ich daran denke.

Gefühle sind vielschichtig, aber alle sind erlaubt! Fazit: dDas Leben ist vielschichtig, Gefühle sind vielschichtig, Menschen sind vielschichtig. Und ich finde es total sinnvoll, das zu thematisieren. Weil man sich nämlich ärgern kann und trotzdem Freude verspürt. Oder jammern kann und trotzdem durchhält. Oder Angst hat und trotzdem zuversichtlich bleibt. Geht alles. Manchmal nicht gleichzeitig, aber immerhin kurz hintereinander.

Also lasst uns nicht urteilen und beleidigen. Lasst uns die Gefühle rauslassen, uns gegenseitig bestärken und auffangen. Und mit etwas Glück lachen wir bald gemeinsam über die krassen Phasen, fragen uns, wie wir das nur geschafft haben , und erfreuen uns an besseren Zeiten.

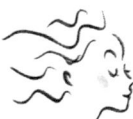

von Katharina

Ein Foto und seine Geschichte

Dieser Blick! Heute muss ich sofort loslachen, wenn ich dieses Foto sehe. Aber ich weiß, dass es mir damals, als ich dieses Selfie in der Umkleidekabine gemacht habe, gar nicht so gut ging. Das Foto stammt aus meiner dritten Schwangerschaft, bis zu diesem Zeitpunkt lief diese einfach so nebenher. Keine Zeit für Sentimentalität – zwei Geschwisterkinder, mein Job und ein Umzug brauchten meine ganze Aufmerksamkeit.

An diesem Tag ging ich kurz vor Ladenschluss noch schnell einkaufen, ich brauchte dringend ein paar neue Oberteile, weil mir alles zu eng geworden war. In Eile suchte ich also ein paar Klamotten aus, warf meinen Pulli in die Ecke und wollte gerade eine Bluse anziehen, da fiel mein Blick in den Spiegel.

»Wow, das ist ja echt schon 'ne Kugel«, dachte ich. »Wann ist der Bauch denn so gewachsen?« Plötzlich mischte sich zu der Vorfreude auch eine Portion Bammel. Es ist egal, ob es das erste oder das dritte Kind ist – jede Schwangerschaft und jedes Baby ist einzigartig und wirbelt erst mal alles durcheinander.

Tief in mir wusste ich: Wir alle wachsen in diese Aufgabe hinein, Tag für Tag, Nacht für Nacht. Und wir alle wachsen so viel mehr über uns hinaus, als wir uns das vorher vorstellen konnten.

Ja, selbst wenn wir einfach mal nur auf der Couch rumgammeln, shoppen gehen oder uns sonstigen Dingen widmen, die uns guttun. Unser Körper übernimmt das einfach mit der Entwicklung, selbst wenn unsere Psyche so schnell noch gar nicht nachkommt. Ist das nicht ein wahnsinnig beruhigender Gedanke?

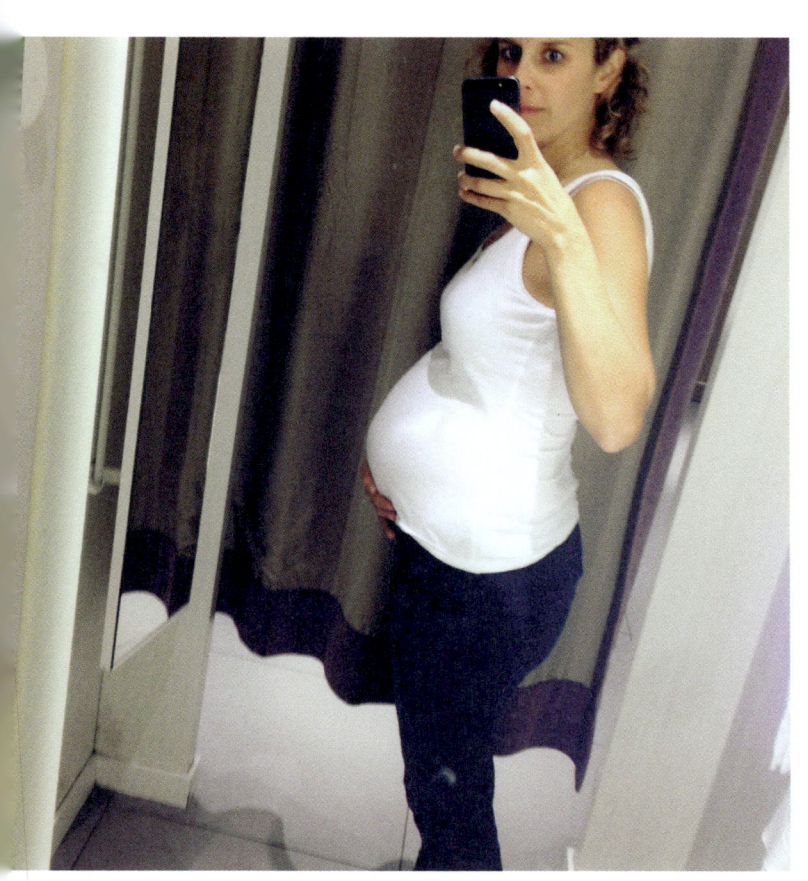

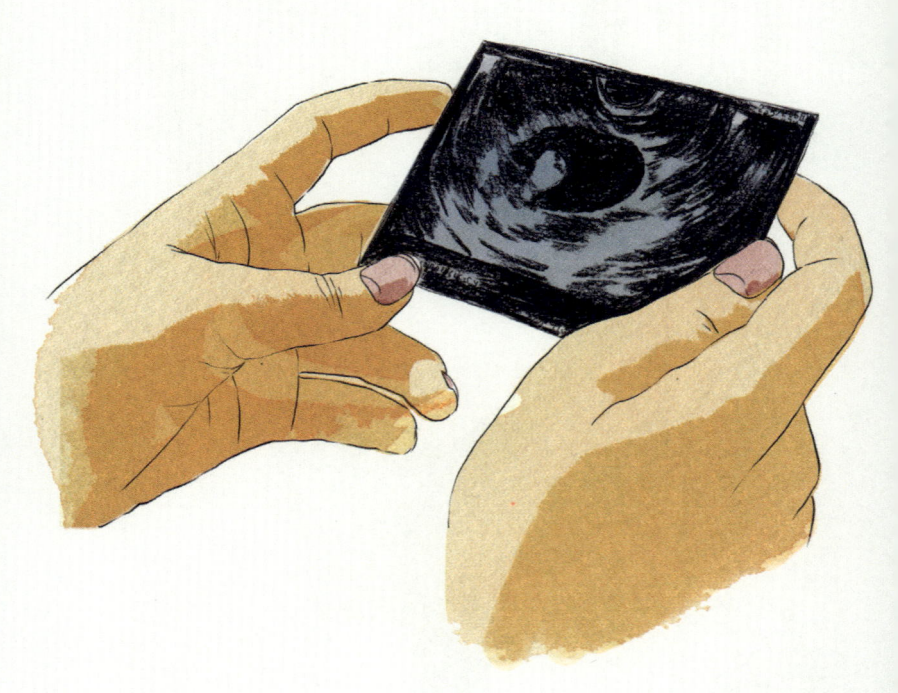

Wow,
bin ich
vorfreudig

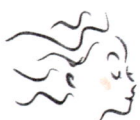 *von Katharina*

Ich will alles – am liebsten sofort

Ein kleines Herzchen schlägt. Spätestens seit du dein Baby zum ersten Mal im Ultraschall gesehen hast, ist alles so real geworden. Da ist ein neuer, echter Mensch entstanden. Du gibst ihm Schutz – schon jetzt. Und das wird auch immer so bleiben. Ein Leben lang, das ist dir längst bewusst, wirst du alles für dein Kind geben. Ist das nicht ein wahnsinnig großes Gefühl? Ihr zwei, ein Team für die Ewigkeit! Du darfst jetzt einfach guter Hoffnung sein, mit Pauken und Trompeten. Und sollte sich doch mal etwas Ungeduld in deine Neugier mischen, zeigt das eben nur, wie sehr du dich auf dein Kleines freust ...

Als Kind habe ich einen Satz ganz besonders gehasst:»Vorfreude ist die schönste Freude.« Welches Kind kann das bitte schön nachfühlen, wenn es ungeduldig die Tage bis zum Geburtstag runterzählt und die Zeit sich einfach wie Kaugummi zieht? Ich jedenfalls konnte das nicht. Ich wollte immer, dass der Tag X SOFORT da ist.

Heute sieht das ein bisschen anders aus. Man stelle sich nur vor, es gäbe keinen zeitlichen Puffer zwischen positivem Schwangerschaftstest und Geburt. Wie gut, dass zwischen diesen beiden Großereignissen neun Monate voller Spannung und Vorfreude liegen, oder?

Ich kann mich noch gut erinnern, wann mich dieses wunderbare vorfreudige Gefühl das erste Mal von Kopf bis Fuß durchströmte. Es war an einem Tag, an dem total unangekündigt eine Freundin von mir an der Tür klingelte und mir ein kleines Päckchen überreichte. »Hier für dich, äh, euch«, sagte sie grinsend. Sie war eine der wenigen gewesen, die ich von Anfang an eingeweiht hatte. Ich packte also bei einem Kaffee am Küchentisch das kleine Geschenk aus. Ungläubig hielt ich kurz darauf einen Body in Größe 56 in der Hand. Ähm, da muss doch ein Produktionsfehler vorliegen. Sooo klein sind Babys doch auch wieder nicht. Klein ja, aber doch nicht sooo klein. Durch diese Miniärmel sollen Arme passen? Nicht euer Ernst, oder? Es lagen auch noch kleine

WICHTIG: EINE SCHWANGERSCHAFT FINDET NICHT NUR IM BAUCH STATT, SONDERN IM GANZEN KÖRPER.

Söckchen dabei, ahhh, das war ja wirklich das Niedlichste, was ich jemals gesehen hatte. Plötzlich wurde alles so greifbar. Ja, bald würde ich meinem Baby diesen Strampler anziehen und in meinen Armen wiegen. Und während ich da so mit meiner Freundin saß, spürte ich pure Vorfreude auf das, was vor mir lag. Es hatte Zoom gemacht.

Interessanterweise war ich zu diesem Zeitpunkt schon einige Wochen schwanger, richtige Vorfreude hatte ich aber bisher nicht verspürt, zumindest nicht solche wie in diesem Moment. Ob es auch in der Schwangerschaft so etwas gab wie Liebe auf den ersten Blick und Liebe, die erst nach den ersten gemeinsamen Metern entstand und dann immer größer wurde?

Und manchmal ist die anfänglich angezogene Handbremse ja auch begründet. Kennen wir nicht alle diese Liebe, die schon mal enttäuscht wurde? Und wie oft sagt oder signalisiert man Schwangeren:»Freu dich nicht zu früh, du weißt nie, was noch passieren kann.« Natürlich, es gibt sie, die Fehlgeburten. Aber wem bringt ein solcher Satz etwas, außer der Sorge? Wäre es nicht schön, sich wenigstens in dieser kurzen Zeit ein bisschen Freude gegönnt zu haben? Sollten wir nicht dieses Wunder viel bewusster zelebrieren? Wir müssten uns viel öfter so kribbelig fühlen wie früher, wenn man nur noch ein Mal schlafen musste, bis der Tag der Geburtstagsfeier da war.

Wir dürfen uns freuen und es kaum noch abwarten können. Wir sollten den Menschen, die sich ehrlich und offen mit uns freuen, die uns aufgeregte SMS schicken und unseren wachsenden Bauch bewundern, viel mehr Raum in unserem Alltag geben. Denn die Schwangerschaft ist eins der größten Erlebnisse in unserem Leben. Und Studien haben gezeigt, dass die Glückshormone der Mutter auch in den Kreislauf des Babys übergehen. Je glücklicher wir sind, desto besser geht's auch dem Baby.

»WOW, DA GEHT JETZT ERST MAL 'NE KLEINE REVOLUTION DURCH MEINEN KOPF.«

Lisas Papa, nachdem sie ihm vom Baby erzählt hatte

Freuen wir uns also einfach aus tiefstem Herzen, was in den nächsten Wochen noch vor uns liegt: der wachsende Bauch, der Durchbruch in der Namensfindung, das Einsortieren der Babyklamotten, das Lauschen der Herztöne beim CTG, die Aufregung beim Kliniktaschepacken, das erste Mal Windeln in der Drogerie kaufen, das Bestellen des Kinderwagens, die regelmäßigen Stupser von innen (das Kind hat Schluckauf, wie süüüß!), das Rausploppen des Bauchnabels (passiert nicht al-

len), die Hilfe vom Partner beim Sockenanziehen (wer hätte das gedacht, dass es mal
so weit kommt ...), die Geburtsvorbereitungskurse und neuen Kontakte, die man
da knüpft, die immer enger werdende Verbindung zur Hebamme und die Gewissheit, dass alle diese vorfreudigen Momen-

**WENN DIESER KLEINE
STEPPKE WÜSSTE, WIE
SEHR WIR UNS AUF IHN
FREUEN, WÜRDE ER VER-
MUTLICH JETZT SCHON
RAUSKOMMEN WOLLEN ...**

te im größten Glück münden, das man sich vorstellen kann.
Denn dann kommt der Tag, der spannender und großartiger
ist als Weihnachten, Ostern und Geburtstag zusammen: der
Tag, an dem du dein Baby kennenlernst.

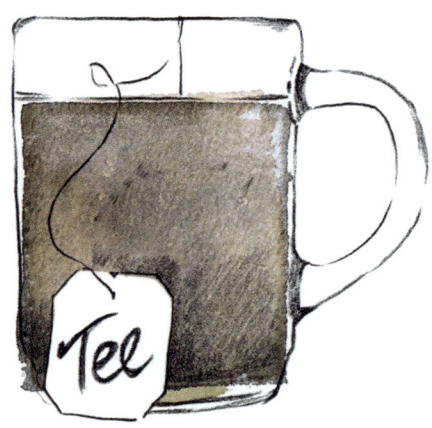

Brief ans Ungeborene

Du liebes Kleines,

deine Mama hat mir heute erzählt, dass sie dein Herzchen
schon wild hat schlagen sehen. Und dass du ihren Körper
ganz schön auf den Kopf stellst. Weißt du eigentlich, wie
sehr du dich schon in ihr Herz geschlichen hast? In ihres
und in das deines Papas ... Und ja, auch schon in meines! Du
magst zwar noch nicht in unseren Armen liegen, aber du
wirst schon jetzt geliebt. Dein Körperchen mag noch im Auf-
bau sein, aber deine kleine Seele ... die ist schon da. Du bist
schon jetzt Teil unseres Lebens, und wahrscheinlich merkst
du das sogar. Indem sich deine Mama schont, wenn du alle
Energie zum Wachsen brauchst, indem du ihre und Papas
Stimmen hörst. Du wirst erwartet und herbeigesehnt, einfach
weil du bist. Bedingungslos. Du wirst geliebt – schon jetzt –,
und dafür lohnt es sich zu leben.

Wir freuen uns so sehr auf dich,

deine zukünftige Patentante
(die immer für dich da sein wird, auch wenn Mama und
Papa mal doof sein sollten, versprochen!)

Wie lange sind eigentlich Tiere »schwanger«?

Stubenfliegen schlüpfen 10 Stunden nach der Eiablage

Goldhamster 16 Tage

Küken schlüpfen nach 21 Tagen

Hund 65 Tage

Schlangen schlüpfen nach 3 Monaten

Braunbär 9 Monate

Pferd 11 Monate

Blauwal 12 Monate

Giraffe 15 Monate

Nashorn 18 Monate

Afrikanischer Elefant bis zu 24 Monate

Alpensalamander bis zu 36 Monate

Schwanger mit der Schwester

Eine Schwangerschaft ist immer etwas Besonderes! Aber zusammen mit der eigenen kleinen Schwester schwanger zu sein, ist noch ein bisschen besonderer. Katharina war gerade mit dem dritten Kind schwanger, als sich bei ihrer Schwester das erste ankündigte. Das Interview führten sie drei Wochen nach der Geburt von Katharinas jüngster Tochter.

Liebe Eva, du bist in der 28. SSW mit deinem ersten Kind. Du weißt nicht, ob es ein Junge oder ein Mädchen wird – warum wollt ihr euch überraschen lassen?

Für mich gibt es nichts Größeres als die Entstehung, die Schwangerschaft und die Geburt eines Babys. In der heutigen Zeit weiß man schon so viel über das Ungeborene – Arzttermine, Messungen, Untersuchungen. Sich bei dieser Infoflut die schönste Überraschung der Welt aufzuheben, ist für uns etwas ganz Zentrales und Wunderbares. Eine gute Freundin von mir hat sich auch überraschen lassen und meinte einmal: »Eva, es gibt kein besseres Mittel, um die Presswehen zu überstehen.« Einfach nur der Gedanke daran – »Komm endlich raus, bist du jetzt ein Mädchen oder Junge?« – hat ihr geholfen, die Geburt so gut zu meistern.

Was findest du das Schönste am Schwangersein?

Natürlich die gesamte Entwicklung, die vor sich geht in meinem Bauch – dass da wirklich ein Minibaby drin sein soll, finde ich schön, aber irgendwie skurril zugleich. Ich fühle mich tatsächlich auch sehr geschmeichelt von den lieben Bemerkungen von Freunden und Familie zu meinem Aussehen. Es scheint wohl, dass mir einige Kilos mehr auf den Knochen und eine dicke Kugel gar nicht so schlecht stehen.

Was hörst du von Menschen, die bereits Kinder haben, am häufigsten, seit du schwanger bist?
Das sind tatsächlich leider oft Sätze wie:»Genießt die Zeit noch zu zweit. Es wird sich alles ändern. Ihr werdet keine Hobbys mehr haben. Ihr ahnt ja nicht, was auf euch zukommt.«

Und was würdest du viel lieber öfter hören?
Von einer Mutter, die bereits fünf Kinder hat, kam einmal der Satz:»Es gibt nichts Schöneres. Ja, es ändert sich viel, aber es wird alles noch viel schöner und vollkommener.« Natürlich tun auch einfache Ermutigungen gut wie:»Ihr macht das sicher super, das Kind hat sich gute Eltern ausgesucht.«

Auf was freust du dich am meisten, wenn das Baby da ist?
Am meisten freue ich mich über die Tatsache, dass es tatsächlich»mein Baby« ist – ich nicht nur wieder die Tante sein werde, sondern dass es wirklich UNSER BABY ist. Natürlich stelle ich mir auch vor, wie ich das Baby stundenlang anschaue, mit ihm kuschele, spazieren gehe … Ich freue mich auf den Babyduft, darauf, die nackte, zarte Haut zu riechen und es nach dem Baden in ein kleines Babyhandtuch einzuwickeln und es mir auf die Brust zu legen.

Hast du auch das Glück, mit deiner Schwester, einer Freundin oder einer anderen dir nahestehenden Frau schwanger zu sein? Oder hast du die Chance, in der Hebammenpraxis, beim Schwangeren-Yoga oder -Schwimmen oder im Geburtsvorbereitungskurs andere werdende Mütter kennenzulernen? Eltern brauchen Eltern. Mütter brauchen Mütter. Gegenseitige Unterstützung ist unersetzlich. Und wer weiß, vielleicht spielen ja sogar irgendwann eure Kinder gern zusammen ... Awww, wie süüüß das wäre!

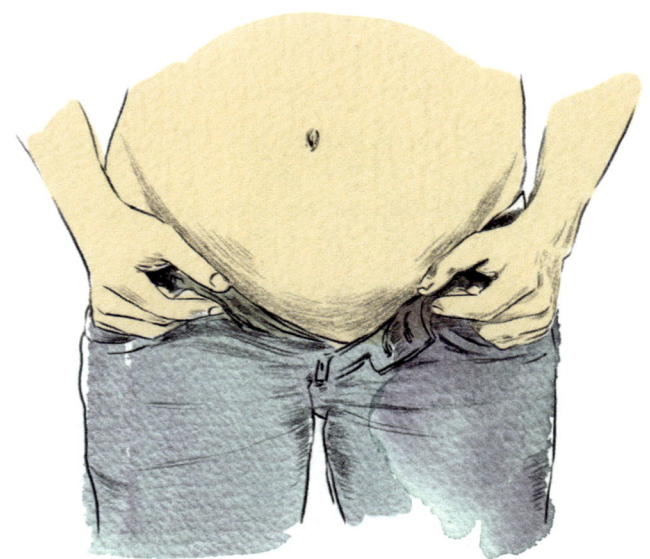

Auf was freust du dich am meisten?

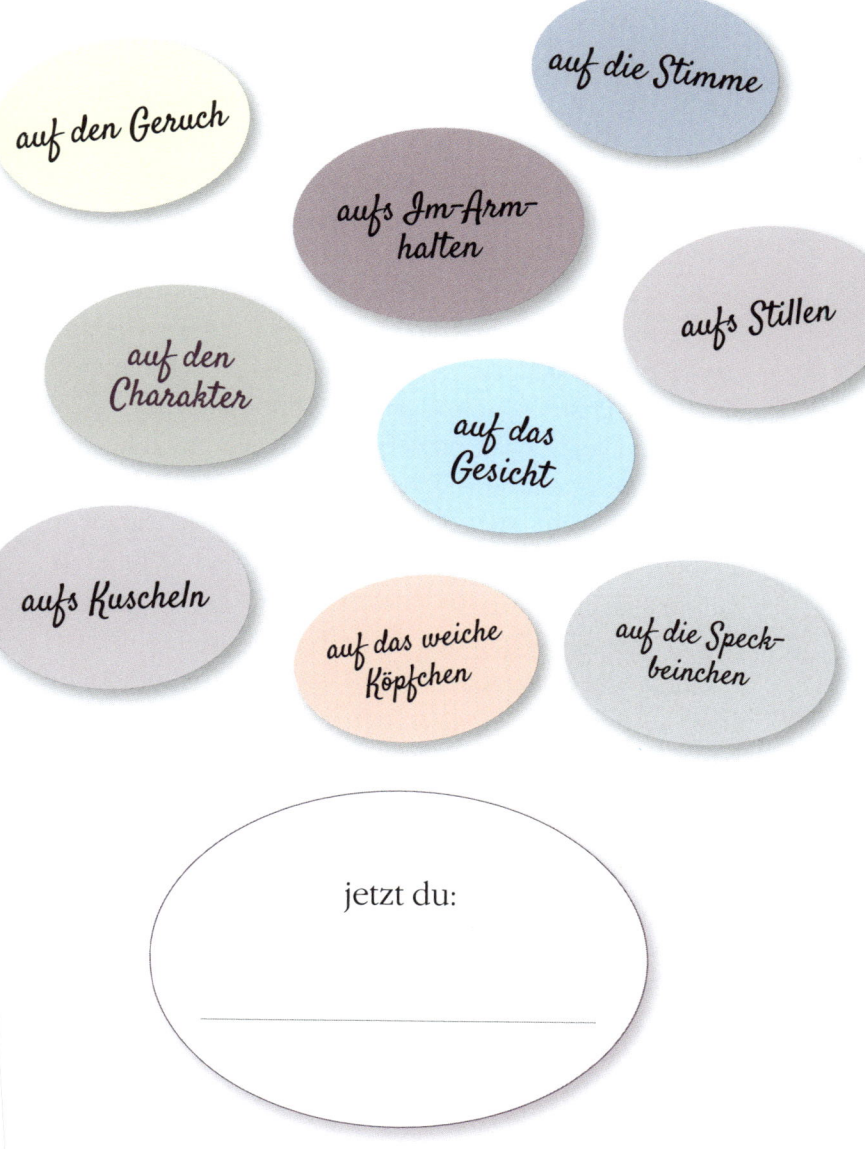

auf die Stimme

auf den Geruch

aufs Im-Arm-halten

aufs Stillen

auf den Charakter

auf das Gesicht

aufs Kuscheln

auf das weiche Köpfchen

auf die Speck-beinchen

jetzt du:

_____

Zwischenruf

Was tut dir HEUTE gut?

Wie soll ich Vorfreude empfinden, wenn ich mich doch gerade überhaupt nicht wohlfühle in meiner Haut? Zunächst: Mach dir keinen Kopf, falls du dich so fühlst wie ein ausgewrungener Waschlappen, ein Schluck Wasser in der Kurve oder eine Mistgabel nach der Stallsäuberung. Mööööp. Alles, was Spaß macht, darf ich nicht mehr, buhuuu. Außerdem dauert die Schwangerschaft ja noch eeendlos lang. Auch Wartezeit ist ja Lebenszeit. Es bringt nichts, immer nur auf den Geburtstermin zu schielen. Lass uns mal gemeinsam schauen, was dir HEUTE guttun könnte, damit die Vorfreude wieder mehr Platz hat. Die Lieblingspizza bestellen? Die Freundin treffen? Eine Serie, ein Buch oder doch eine Runde Gymnastik? Schlaf? Sorg dafür, dir DIESEN einen Tag heute schöner zu machen, als er ist. Genehmige dir Gönner und Erlauber. Ja, dann isst du heute halt das Stück Sahnetorte (ja, ich weiß, du brauchst aktuell nur hundert Kalorien mehr pro Tag, und das entspricht nur einem Sahnejoghurt – aber da ist ja auch Sahne drin!). So what?! Du befindest dich gerade mitten in einer Ausnahmephase deines Lebens. Schau, was du hast, nicht, was du nicht mehr darfst. Natürlich vermisst du einiges, aber du gewinnst vor allem dazu: Du hast ein Kind im Bauch! Ein KIND! Selbst gebaut, mit klopfendem Herzen, kleinen Fingerchen und Stupsnase. Es kann im Bauch sogar schon gähnen! Wenn du dir dafür nicht mal was gönnen darfst, wofür dann. Also:

Welchen Erlauber genehmigst du dir heute?

Die ersten Kindsbewegungen

Wochenlang warten wir darauf, dass sich unser Baby das erste Mal bemerkbar macht – und können uns so gar nicht vorstellen, wie sich die ersten Kindsbewegungen dann wirklich anfühlen. Die eine Freundin beschreibt es als ein Blubbern im Unterleib, die andere als ein Zucken; und deine Mutter erinnert sich an eine kleine Fischflosse, die sanft an der Innenseite ihres Bauches entlangstrich. Wie soll man sich das nur vorstellen? Und plötzlich sind sie dann da! Wir haben unsere *Stadt Land Mama*-Leserinnen gefragt: Wie hat sich das für euch damals angefühlt?

Wie ein sich windender Aal im Unterleib.
Claudia

Ein Gefühl wie kochender Pudding.
Bettina

Kennt ihr dieses Augenzucken, das man vor Stress bekommt? Genau so hat es sich angefühlt – nur im Bauch.
Claudia

Ganz unromantisch dachte ich beim ersten Kind, ich hätte Blähungen.
Steffi

Wie ein Minitischtennisball, der innen herumhüpft und immer leicht »plopp« an der Bauchdecke macht.
Claudi

Es erinnerte mich an einen Goldfisch, der immer wieder an die Aquariumsscheibe stupst.
Anna

Wie eine Feder, die mich von innen streichelt.
Nathalia

Ich hab mich beim ersten Mal total erschreckt.
Es war so, als würden Seifenblasen zerplatzen.
Myriam

Ich dachte oft: wie eine kleine Elfe, die in meinem Bauch
herumflattert.
Nicole

ERINNERUNGEN

Bewahr so viel wie möglich auf! Das Parkticket vom
Automaten an der Ultraschallklinik. Den Bon vom
Bäcker nach der letzten Fressattacke. Jetzt gerade
kannst du dir vielleicht gar keinen nichtschwangeren
Zustand mehr vorstellen, aber wenn das Baby erst
mal da ist, wirst du dich viel zu schnell an viel zu
vieles gar nicht mehr zurückerinnern können. Leg
dir doch eine Box an, in die du all die Erinnerungen
packst, und kram sie nach ein paar Jahren noch mal
raus.

Dein Mama-Horoskop

Wer würde nicht ab und zu gern mal in die Zukunft blicken? Na eben! Deswegen gibt's hier exklusiv ein Mama-Horoskop für dich. Falls du die einzelnen Sätze nicht ausschneiden möchtest – es wäre ja auch sehr schade ums Buch –, schließt du einfach kurz die Augen und legst deinen Finger auf die Seite. Die Textzeile, die über deinem Finger steht, gilt für dich. Nun wiederholst du den Vorgang, denn du darfst aus jedem der drei Teile je zwei Sätze für dich ziehen. Kreuz sie gern an und schau nach einem Jahr noch mal drauf. Haben sich unsere Voraussagen bewahrheitet?

Nächste Schwangerschaftswochen

♥ Jemand aus deinem Umfeld pusht dich in ungeahnte Höhen.

♥ Lass die Chancen, die sich für dich ergeben, nicht ungenutzt.

♥ Sehr bald kannst du die Früchte all deiner Mühen tragen.

♥ Jetzt kommt für dich noch mal eine richtige Hochphase.

♥ Jemand, von dem du es gar nicht erwartet hattest, wird dir ans Herz wachsen.

♥ Etwas Unerwartetes spült völlig neue Impulse in die Timeline deines Lebens.

♥ Du erfährst am eigenen Leib, was Geduld bedeute.t

♥ Eine gesundheitliche Hürde löst sich in Luft auf.

♥ Du wirst dich (wieder) wohlfühlen in deinem Körper.

♥ Ein Lied/ein Musikstück wird dich unerwartet emotional werden lassen.

Geburt deines Babys

☼ Du wirst erfahren, dass du viel stärker bist, als du glaubst.

☼ Du wirst über dich hinauswachsen.

☼ Für dich werden sich ganz neue Chancen auftun.

☼ Für dich wird es jetzt noch mal sehr spannend.

☼ Deine Geburt hält eine große Überraschung
für dich bereit.

☼ Ein wunderbarer Mensch tritt in dein Leben.

☼ Deine Geburtserfahrung wird unvergesslich werden.

☼ Deine Geburt wird dir die Augen öffnen.

☼ Für dich steht eine unvergessliche Reise an.

☼ Es passiert etwas, das du selbst nicht
von dir erwartet hättest.

Erstes Jahr mit Kind

☼ Du wirst dich fragen, ob du je so geliebt hast.

☼ Du wirst genau das Baby bekommen, das du
gerade noch so händeln kannst.

☼ Du wirst Herzchen sehen vor lauter Glück
(und Müdigkeit).

☼ Du wirst dich nicht sattriechen können am Duft
deines Babys.

☼ Du wirst plötzlich Speckrollen lieben!
(An deinem Baby!).

☼ Eine langgehegte Idee wird endlich zum Erfolg.

☼ Du wirst manchmal glauben, gar nichts mehr zu
schaffen. Dabei schaffst du Urvertrauen für dein Baby.

☼ Du lernst die Liebe deines Lebens kennen.

☼ Dich erwartet ein Jahr der Dankbarkeit. Du kannst es
fast körperlich spüren.

☼ Du wirst die Mama des tollsten Kindes auf der Welt.

Das Leben ist eine Pralinenschachtel

Du klappst den Deckel auf. Der Duft ist himmlisch. Alles sieht so lecker aus, und, hmmm, das erste Schokolädchen schmeckt schon mal herrlich. Doch dann, pfui, gerätst du doch an einen fiesen Schleim-Orangen-Bitterschokolade-Mix und musst irgendwie damit klarkommen. Die nächste Praline schmeckt bestimmt, oder?

Wir wurden schon oft gewarnt, dass nach der Geburt nichts mehr so richtig planbar sein würde. Aber ganz ehrlich: So richtig planbar ist schon in der Schwangerschaft nichts mehr, oder? Den Urlaub überdenkst du lieber noch mal; den Geschäftstermin musst du absagen, weil es an diesem einen Tag dann doch irgendwie nicht geht mit deinem Körper. Flexibel sein, sich immer wieder überraschen lassen. Das gehört schon jetzt zu deinem Leben dazu.

Du kannst dir vornehmen, die Schwangerschaft so richtig bewusst zu genießen, und dann doch kaum Zeit haben, weil gerade so viel los ist im Leben.

Du kannst dir vornehmen, weiter zu arbeiten, als wäre nichts, doch dann zwingen dich die Rückenschmerzen in die Knie, oder du erhältst ein Beschäftigungsverbot wegen Toxoplasmose-Gefahr.

Du kannst dir vornehmen, alles so anzunehmen, wie es kommt – und dann doch ab und an verzweifeln.

Du kannst dir vornehmen, trotz Bauch noch zu wandern, auf Partys und zu Veranstaltungen zu gehen, und dann doch lieber mit hochgelegten Beinen auf der Couch versacken.

Du kannst dir vornehmen, dein Sexleben nicht einschlafen

zu lassen – und dann schon am Aftershave-Geruch des Liebsten scheitern.

Du kannst dir vornehmen, dich immer vorbildlich und gesund zu ernähren – und dann doch beim nächsten Burger-Drive-in schwach werden.

Du kannst dir vornehmen, vor der Geburt noch ganz viel zu schaffen, und dann vor lauter Erschöpfung doch immer wieder vermeintlich Wichtiges verschlafen.

Du kannst dir vornehmen, die coolste Schwangere der Welt zu sein. Doch plötzlich ist da diese Blutung oder diese Auffälligkeit in den Werten und verschluckt die Coolness mit einem Happen.

Du kannst dir vornehmen, dich niemals gehenzulassen, und dann doch die Bequemlichkeit von Jogginghosen für dich entdecken.

Du kannst dir vornehmen, die Toughe von damals zu bleiben – und dann doch beim Anblick eines Rehkitzes in Tränen ausbrechen.

Was uns unser Baby im Bauch schon jetzt lehrt: Pläne sind fürn Arsch. Das Leben ist wie eine Pralinenschachtel, du weißt

RISIKOSCHWANGER?

Nur die Ruhe! Nur weil du im Mutterpass als Risikoschwangere eingestuft wurdest, heißt das nicht, dass du permanent in Gefahr bist. In etwa 75 Prozent der Schwangerschaften liegen Schwangerschaftsrisiken nach der Definition des Gemeinsamen Bundesausschusses vor. Gleichzeitig kommen aber 97 Prozent der Kinder gesund zur Welt. Für dich bedeutet das also erst mal vor allem eine engmaschigere Betreuung – was ja auch gut sein kann!

nie, was du bekommst. Um es mal mit Forrest Gump zu sagen: Je eher wir kapieren, dass wir unsere Vorstellungen loslassen müssen, desto eher können wir glücklich das annehmen, was wir geschenkt bekommen haben. Ein einzigartiges, großartiges, wundervolles Kind. Nach dem Weg dahin fragt doch am Ende keiner mehr.

Das alles macht dich nicht zu einer schlechteren Mama, sondern zu einer menschlichen. Und wenn du mal ernsthaft drüber nachdenkst: Was könnte deinem Kind Besseres passieren als eine wie du?! Die sich und ihre Gefühle ernst nimmt und immer wieder in sich hineinhorcht, um zu schauen, wie sich das alles anfühlt. Dein Kind bekommt eine Mama voller Gefühle statt einen empathielosen Klotz. Eine, die ihr Befinden genauso ernst nimmt wie das ihres Babys. Emotional-menschlich statt ambitioniert-perfektionistisch. Wenn das kein Grund zur Vorfreude ist!

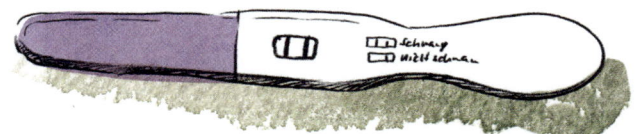

Solomama: Meine Reise zum Wunschkind

Für Tomma war immer klar, dass sie mal Mutter werden wollte. Doch wie steinig der Weg dahin werden würde, ahnte sie nicht. Nun ist sie schwanger mit einem kleinen Jungen von einem offiziellen Spenderpapa und wird eine sogenannte »Singlemom by choice«.

Liebe Tomma, du warst in einer Beziehung, ihr wart verliebt, für dich wäre der nächste Schritt ein gemeinsames Kind gewesen. Für deinen Partner nicht. Wie war das für dich, und wie ging das Ganze dann aus?
Mein damaliger Freund und ich waren bereits mehrere Jahre zusammen, als er irgendwann an den Punkt kam, an dem für ihn feststand, dass er (doch) keine eigenen Kinder möchte. Das zu akzeptieren und nicht die falsche Annahme zu verfolgen, der andere würde seine Meinung ändern, hat mehr als ein Jahr gedauert. Selbstverständlich habe ich auch darüber nachgedacht, ob ich meine Einstellung zugunsten der Beziehung ändern kann. Die Liebe aufzugeben für ein Kind, von dem ich nicht weiß, ob ich es je haben werde? Wie sich wieder neu verlieben, wenn man doch eigentlich »den Richtigen« an der Seite hat? Ich habe sehr lange nach einem Happy End gesucht. Aber bei der Entscheidung pro oder contra Kinder gibt es keinen Kompromiss. Und so hat es mehrere Jahre gedauert, bis wir uns schließlich zugunsten unserer jeweiligen Kindereinstellung gegen eine gemeinsame Zukunft entschieden haben.

Wie hat dein Umfeld reagiert?
Ich wurde immer wieder gefragt, warum ich in meiner Beziehung nicht »einfach schwanger« geworden bin? Und das sowohl von meinem privaten als auch beruflichen Umfeld. Von Frauen und Männern. Klar habe auch ich mich irgendwann gefragt, ob ich wirklich »zu blöd« war? Habe mich gefragt, ob ehrlich zu sein, die richtige Entscheidung war. Und ja: Alles andere ist in meiner Wahrnehmung ein absoluter Vertrauensbruch. Ich habe den romantischen Gedanken, dass sich zwei Menschen bewusst für ein Kind entscheiden – wobei das nicht zwangsläufig in einer klassischen Konstellation sein muss.

Durch die Trennung warst du erst mal noch weiter weg von einem Kind als zuvor ... Welche Gedanken hast du dir gemacht?
Eine Beziehung würde es so schnell nicht geben, weil die Gefühle nicht weg sind, wenn der einzige Trennungsgrund eine Meinungsverschiedenheit ist. Und einen Mann kennenzulernen mit dem Druck eines Kinderwunsches – schwierig. Ich konnte nicht mehr erkennen, ob es für mich der richtige Partner wäre, sondern hatte automatisch den »Ist das der Vater meines Kindes?«-Blick. Und so habe ich mich über verschiedene Möglichkeiten informiert: Besuch in einer Kinderwunschklinik, Beratung rund um Social Freezing, Gespräche über Adoption, Austausch über Co-Parenting (entsprechende »Dates« und die Frage an zwei Freunde inklusive) oder die Überlegung, doch »einfach« schwanger zu werden ...

Zu welchem Schluss kamst du?
Letztlich habe ich immer wieder darüber nachgedacht, »Familie« und Beziehung voneinander zu trennen. Klar war für mich Plan A, ein klassisches Familienmodell, immer meine Wunschvorstellung. Ich war aber aufgrund meines Alters realistisch genug, parallel den Weg für Plan B zu ebnen. Beide Wege führten zu meinem großen Traum: eine eigene Familie. Und so habe ich mich mit Ende 30, nach mehreren Jahren der Überlegung, vielen gesammelten Erfahrungen, etlicher Grübelei über gesellschaftliche Normen und fast zerbrochenen Freundschaften, schlussendlich für eine Schwangerschaft mit Hilfe eines Spenders entschieden.

Du hast dann eine Klinik in Berlin gefunden. Wie genau hast du den leiblichen Vater deines Kindes ausgewählt?
Nachdem ich auf Co-Parenting-Plattformen zum Teil unfassbar unseriöse und wirklich abstoßende Anfragen bekommen habe oder auf den ersten Blick sympathisch wirkende »Väter« in anderen Städten lebten, habe ich viel recherchiert und mich schließlich bei einer Samenbank registriert. Die bei der Bank hinterlegten Profile potenzieller Spender umfassen neben Baby- und manchmal sogar Kinderbildern eine ausführliche Charakteranalyse, persönliche Angaben zu Lieblingsessen, Hobbys, Beruf – quasi wie in einem Poesiealbum – und natürlich auch Angaben zur Herkunft, die Beschreibung seines erwachsenen Aussehens und die gesundheitliche Historie seiner Familie – Geschwister, Tanten, Onkel, Eltern und Großeltern inklusive. Was ich spannend fand, war ein handschriftlicher Brief sowie ein Audiofile mit seiner Stimme. Die Angaben, die ich gelesen habe, konnte ich mir somit auch als Interview anhören. Für mich ein sehr wichtiger Aspekt und am Ende ein sehr umfassender Eindruck. Ich

hab mich ziemlich schnell in das Babybild »meines« Spenders verguckt, wobei mich vor allem das Lachen verzauberte.

Ist ja spannend!

Ich weiß von anderen Singlemoms, dass viele vor allem nach jemandem gesucht haben, der ähnliche Merkmale wie sie hat: gleiche Augenfarbe, identische Haarfarbe ... Das mag bei mir sicherlich unbewusst eine Rolle gespielt haben, aber am Ende entschied für mich das Gesamtbild, das ich von dem Spender erhalten habe. Mir gefiel seine Beschreibung, die Stimme fand ich sehr sympathisch, und das Foto war einfach zum Knutschen. Und so wusste ich nach der Auswahl von drei Favoriten schnell, wer für mich als einziger Spender in Frage käme. Aufgrund gesundheitlicher Herausforderungen musste ich ein Jahr warten, bis ich mit dem ersten Schwangerschaftsversuch starten konnte. Und ich hatte das große Glück, dass er auch ein Jahr später noch als Spender zur Verfügung stand.

Du startest nun also bewusst alleinerziehend in das Projekt Kind. Wirst du für deinen Mut bewundert, oder gibt es auch Kopfschütteln?

Es gibt sehr unterschiedliche Reaktionen. Dadurch, dass ich sehr offen damit umgehe, habe ich eine bunte Mischung an Meinungen hören dürfen. Von »mutig« über »besorgt« bis hin zu »egoistisch« und »unverantwortlich«. Doch die meisten Stimmen sind positiv, und ich bin überrascht, wie viele mich auf meinem Weg ermutigen und mir ihre Unterstützung zugesagt haben. Selbst in festen Partnerschaften ist der Weg zu einer Schwangerschaft für viele ein Tabuthema – von Samenspende ganz abgesehen. Und ja – auch ich habe eine ganze Weile gebraucht, mich mit der Möglichkeit anzufreunden. Und so ist es für mich nur selbstverständlich, auch anderen die Zeit zu geben, erst einmal darüber nachzudenken. Die

Entscheidung, bewusst alleinerziehend eine Familie zu gründen, ist keine, die mir leichtgefallen ist, und keine, die ich »mal eben so« getroffen habe. Schließlich war mein Wunsch ein anderer. Ich sehe neben all den Aspekten, die ich sicherlich als Singlemom vermissen werde, aber auch klare Vorteile gegenüber Alleinerziehenden (egal, ob Mutter oder Vater), die diesen Weg unfreiwillig gehen.

Du hattest zunächst zwei Fehlgeburten, die dir sehr nahegingen. Wie hast du es geschafft weiterzumachen?
Ich kann mir ein Leben ohne Kids einfach nicht vorstellen. Wohl wissend, dass es Situationen geben wird, in denen ich meine mir aktuell mögliche Spontaneität oder die kompromisslose Flexibilität durchaus sehr vermissen werde. Aber welchen Stellenwert hat das im Vergleich zu einem Kinderlachen? Oder dazu, die Welt (wieder) mit Kinderaugen sehen zu können? Eine Sicht, die vieles so klar und so »einfach« erscheinen lässt. Die so logisch ist und gleichzeitig so herzlich. So bedingungslos ehrlich. Und die uns immer wieder einen notwendigen Spiegel vorhält. Es brauchte Zeit und sehr viel Mut, es noch einmal zu versuchen. Denn die Traurigkeit über den Verlust endet nicht mit der Heilung des Körpers, und ich selbst hätte nie gedacht, wie tief der Schmerz geht und was eine oder gar mehrere Fehlgeburt(en) mit uns Frauen machen. Abseits der unfassbaren Traurigkeit, darf man nicht vergessen, dass ich mit jedem Versuch, schwanger zu werden, und jedem Mal, das nicht klappte, ebenso eine Gefühlsachterbahn fuhr. Im Vergleich zum »natürlichen Weg« hatte ich pro intaktem Zyklus exakt eine Chance, einen »Schuss«. Was, wenn es niemals klappen würde? Hätte ich dann nicht nur die Liebe meines Lebens verloren, sondern müsste auch die Erfüllung meines Traumes loslassen? Wann sollte ich besser aufgeben? Was, wenn der Spender für mich nicht passte? Noch

einmal von vorne beginnen, wo die Auswahl doch deutlich gemacht hatte, dass nur dieser eine für mich in Frage kam? Was, wenn er nicht mehr als Spender zur Verfügung stünde? Und was, wenn es wieder schiefgehen würde? Wie viel Schmerz könnte mein Herz noch verkraften? Doch am Ende konnte ich mir ein Leben ohne Kids einfach nicht vorstellen und war noch nicht bereit, meinen Traum aufzugeben.

Und siehe da: Diese Schwangerschaft blieb! Ab wann hast du Vorfreude zugelassen?

Für mich ist es ein Wunder, das ich in mir trage! Und abseits von anfänglichen Blutungen, die mich sehr verunsicherten, erlebe ich körperlich eine wirkliche Traumschwangerschaft. Ich hätte nie gedacht, auch noch hochschwanger so fit zu sein. Doch genau das zu genießen, war vor allem zu Beginn für mich eine Herausforderung. Denn die Ängste, meinen Sohn zu verlieren, waren (und sind auch jetzt noch ab und an) sehr präsent. Was, wenn das Herz wieder aufhört zu schlagen? Ich habe sehr lange diesen Stolz und die unendliche Freude, kurz die Unbeschwertheit meiner ersten Schwangerschaft, vermisst. Und gleichzeitig habe ich mich genau deshalb schlecht gefühlt. Schließlich sollte der kleine Mann in meinem Bauch doch spüren, wie sehr er gewünscht und willkommen ist. Und erneut war ich dankbar, dass ich ein wirklich spitzen Ärzte- und Hebammenteam um mich hatte, das meine Ängste und Gedanken ernst nahm und mich darin unterstützte, zuversichtlich zu sein. Das gelang mir ganz besonders gut am Tag meines Babybauchshootings. Ich war bei einer Stylistin und konnte mich einfach mal entspannt zurücklehnen. Es war ein toller Tag und ich endlich stolz auf meinen Bauch.

Wer begleitet dich zur Geburt?
Meine Mutter wird dabei sein.

Wird dein Kind seinen Vater irgendwann kennenlernen können?
Ja, das wird er, und das war für mich auch eine absolute Voraussetzung. Sonst wäre ich diesen Weg nicht gegangen. Mit 16 Jahren kann er seinen Vater kennenlernen, wenn mein Sohn das möchte. Gibt es im Vorfeld medizinische Gründe, könnte er auch bereits in jüngeren Jahren einen Antrag stellen. Was für mich wichtig war bei der Entscheidung für ein Kind: Es ist auch vom Vater gewollt. Sonst hätte uns sein Spenderpapi nicht ein solches »Geschenk« gemacht. Und genau das war für mich ein weiterer Grund gegen »Oops, ich bin schwanger« und ein entscheidender für diesen Weg: Mein Sohn wird wissen, dass er erwünscht ist – von mir und von seinem Spenderpapa!

WUNDER DER NATUR

Wusstest du, dass du auch schon bei der Oma im Bauch warst? Also zumindest ein Teil von dir? Ein weiblicher Fötus wird nämlich schon mit allen Eizellen im Bauch geboren, aus denen später einmal Schwangerschaften entstehen können. Als deine Mutter also im Bauch ihrer Mutter war, war bereits die Eizelle, aus der du schließlich entstandst, dabei. Genauso wie die Eizelle deines Kindes schon in dir war, als du noch im Bauch deiner Mutter warst. Ihr drei seid also sehr eng miteinander verbunden. Was für ein Wunder der Natur!

Guter Hoffnung sein

Wenn man sich ein Kind gewünscht hat, sind die ersten Schwangerschaftsanzeichen und vor allem der erste positive Test ganz besondere Momente. Große Vorfreude auf das, was da kommen wird, macht sich breit. Aber die gute Hoffnung weicht nicht selten dem Zweifel, dass doch etwas schieflaufen könnte. Genährt wird dies sicherlich auch ein wenig durch unser Vorsorgesystem. Das ist wesentlich mehr auf Fehlersuche, als dass es die Gesundheit von Mutter und Kind aktiv fördert. Hebamme, Autorin und Vierfachmutter Anja Constance Gaca begibt sich auf Ursachensuche.

Es fängt mit Kleinigkeiten an. Statt einem »herzlichen Glückwunsch« beim ersten Frauenarzttermin heißt es oft: »Wir schauen jetzt mal, ob die Schwangerschaft intakt ist.« Müttern wird lieber nicht erzählt, wie sie mit einer ausgewogenen und leckeren Ernährung gut für sich und ihr Kind sorgen können. Dafür gibt es ganze Broschüren, in denen die »verbotenen« Lebensmittel aufgeführt sind. Statt sich von der Schwangeren berichten zu lassen und zu tasten, wie es ihrem Kind im Bauch geht, bringt scheinbar nur der Ultraschallblick in den Bauch die Bestätigung, dass alles in Ordnung ist.

Blutdruck, Gewicht und Urintestergebnisse haben oft mehr Bedeutung als die Gefühlslage der Mutter. Schon früh müssen sich Eltern Gedanken über Untersuchungen mit weitreichenden Folgen machen. Untersuchungen, die die gute Hoffnung wieder in Frage stellen. Mit ihren Sorgen diesbezüglich stehen die Eltern nicht selten alleine da.

Sorge in der Vorsorge

Irgendwann geht dann der Stress in Richtung Geburt weiter. Da wird in der 30. Schwangerschaftswoche die Beckenendlage als »Geburtsrisiko« angesprochen, obwohl das Baby zu diesem Zeitpunkt noch genug Zeit und Platz im Bauch zum Drehen hat. Später wird dann das Baby wahlweise als zu klein oder zu groß geschallt – und wieder belästigen Sorgen und Zweifel die Gefühlswelt der Schwangeren.

Ich möchte damit überhaupt nicht sagen, dass die Schwangerenvorsorge generell falsch und überflüssig ist. Aber es steckt mehr Sorge in der Vorsorge, als dass ein wirklicher Beitrag zum Wohlbefinden der Schwangeren und damit auch zu dem des Kindes geleistet wird. Die Weltgesundheitsorganisation (WHO) definiert Gesundheit wie folgt: »Gesundheit ist ein Zustand des vollständigen körperlichen, geistigen und sozialen Wohlergehens und nicht nur das Fehlen von Krankheit oder Gebrechen.«

Ja, körperlich werden Mutter und Kind sicherlich sehr umfassend »überwacht«. Doch genau diese Überwachung macht aus dem erst einmal an sich gesunden Zustand Schwangerschaft schnell etwas »Krankhaftes«. Und wo bleibt das von der WHO zitierte geistige Wohlbefinden? Ist das der kurze Moment der Beruhigung, wenn der Ultraschall bestätigt: Es ist jetzt gerade in diesem Moment alles okay? Aber was ist dann mit den Zeiträumen zwischen den Untersuchungen? Was macht es mit Schwangeren, wenn zum Teil bereits ab der 28. SSW regelmäßig ein CTG (Kardiotokographie, Wehenschreiber) geschrieben wird, ohne dass es irgendeine Indikation dafür gäbe? Wie wäre es wohl, wenn man in dieser halben Stunde stattdessen mit der Schwangeren bespricht, wie es ihr geht und worauf sie sich freut, oder auch, was ihr vielleicht Sorgen macht?

Werte statt Wohlbefinden

Auch der Mutterpass lässt viel mehr Platz, um die Ergebnisse von in dieser Häufigkeit gar nicht erforderlichen vaginalen Untersuchungen einzutragen. Da ist aber kaum Raum, etwas über das Befinden von Mutter und Kind zu notieren. Es gibt keinen Platz, um dort aufzuschreiben, dass das Baby vielleicht am Abend besonders aktiv ist oder die Mutter sich gerade sehr wohlfühlt. Stattdessen werden dort primär »Fehler« gesucht – in der eigentlich meist ganz gut von alleine funktionierenden Lebensphase der Schwangerschaft. Und eine als gesund erlebte Schwangerschaft ist sicherlich die beste Geburtsvorbereitung. Denn als Frau lernt man dadurch, seinem Körper und seinem Kind zu vertrauen. Wichtige Voraussetzungen, um auch guter Hoffnung in die Geburt zu gehen.

Und wer fragt die Väter eigentlich mal, wie es ihnen in dieser neuen besonderen Lebensphase geht? Ebenso ist es bei nicht ganz komplikationslosen Schwangerschaftsverläufen sehr sinnvoll, den Fokus auf die gesunden Anteile zu legen. Denn gerade dann, wenn Schwierigkeiten vorhanden sind, ist doch die gute Hoffnung besonders wichtig. Auch wenn die meisten Schwangeren primär zum Arzt und zur Geburt dann in ein Krankenhaus gehen, sind sie trotzdem nicht krank. Es ist erwiesen, dass Angst und Stress gesundheitliche Risiken für die Schwangerschaft erzeugen können. Es ist also längst Zeit, sich damit zu befassen, wie sich beides reduzieren lässt. Zum Beispiel durch eine Schwangerenvorsorge, bei der nicht nur ermittelte Werte, sondern auch das Wohlbefinden eine entscheidende Rolle spielen.

Wie geht's denn dir gerade?

_____   _____
Gemütslage   Datum

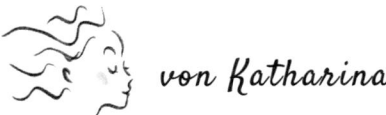
von Katharina

Ein Foto und seine Geschichte

Noch einmal aus- und durchschlafen. Noch einmal mit Zeitung frühstücken und danach wieder ins Bett. Noch einmal eine Massage genießen und stundenlang im Spa-Bereich abhängen. Das war mein großer Wunsch, bevor mein Baby kommen würde. Also buchten meine Schwester und ich ein Wochenende in einem Wellnesshotel und machten 48 Stunden nichts anderes als essen, schlafen, quatschen.

Wir redeten über alles, was uns gerade bewegte – und natürlich über die Babys, die wir im Bauch hatten. Für mich war es die dritte Schwangerschaft, für meine Schwester die erste. Und in manchen Dingen ist man ja beim dritten Kind schon ein bisschen abgebrüht. Umso schöner war es, wie bewusst meine Schwester all die kleinen und großen Veränderungen wahrnahm, wie aufmerksam sie mit sich und wie stolz sie auf ihren Bauch war.

In diesen zwei Tagen hatte ich auch endlich Zeit, mich ausschließlich mit meinem Baby auseinanderzusetzen. Ich streichelte meinen Bauch, freute mich über jeden Tritt und genoss die»Zweisamkeit«. Ich ging gestärkt aus diesen Tagen hervor, denn ich gebe zu, dass mich regelmäßig zum Ende der Schwangerschaften leichte Panik überkam.

Würde ich das alles schaffen? Würde ich auch diesem Kind eine gute Mutter sein? Als ich gut ausgeschlafen und voller schöner neuer Momente im Herzen das Hotel verließ, waren diese Gedanken wie weggepustet. Nur ein Gefühl war noch da, aber das dafür in absoluter Deutlichkeit: Vorfreude. Auf mein Baby. Auf dieses Wunder.

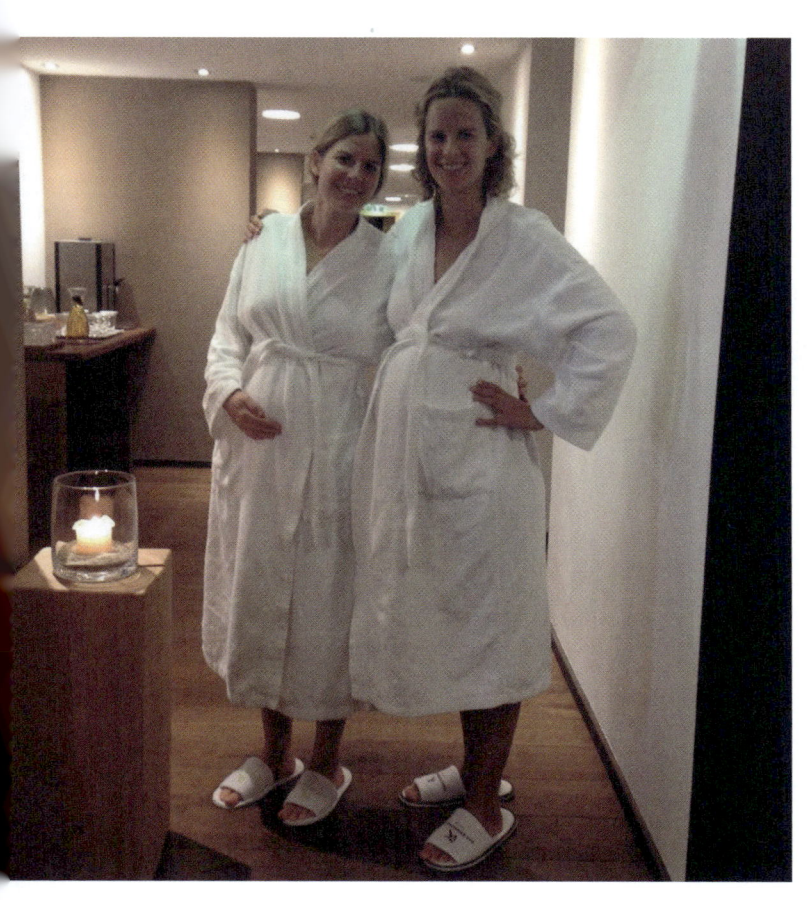

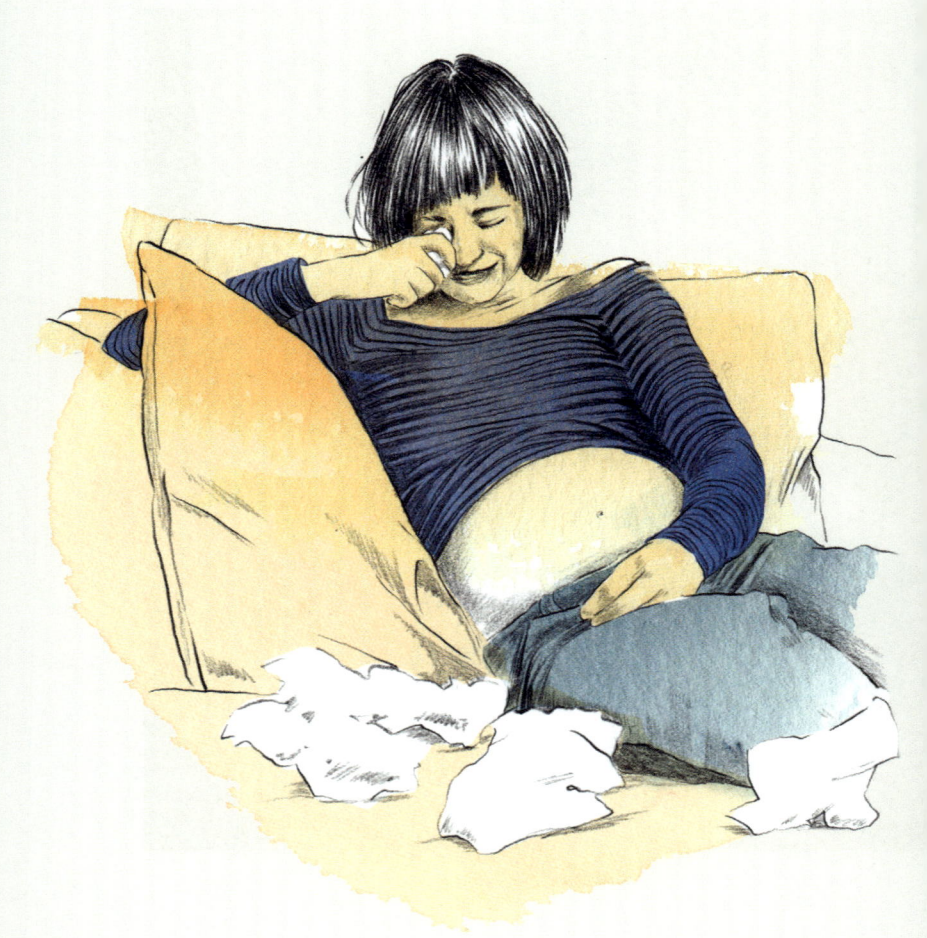

Wow,
bin ich
verletzlich

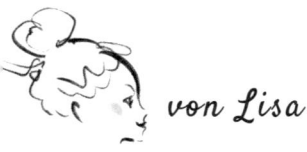

von Lisa

Alles so neu: Wenn das Nervenkostüm wackelt

Deine Haut wird weicher, dein Gewebe auch und ebenso dein Denken. Alles fühlt sich so zerbrechlich an. Kein Wunder, wenn da ab und zu mal die Tränen fließen. Vor Rührung, weil du einen Hundewelpen gesehen hast, vor Angst, weil du einfach nur die Nachrichten eingeschaltet hast. Vor Wut vielleicht auch mal, weil alle da draußen ihr Leben einfach so weiterleben, während sich bei dir alles im Änderungsmodus befindet. Ein falsches Wort kann da schon mal zu einem gefühlten Weltuntergang führen. Du öffnest gerade alle Türen für etwas Neues. Das macht dich eben auch angreifbarer.

Ich hatte ihn irgendwie bei einer Umarmung geschrammt. Es hatte ihm wehgetan, und irgendwie brach dann ein »Scheiße, Mann, das tat weh. Du immer mit deinen Fingernägeln« aus meinem Freund heraus. Wütend verließ er den Raum Richtung Schlafzimmer. Vermutlich war er auch einfach kurz überfordert mit der Gesamtsituation, wer mag es ihm verdenken. Aber: Als hätte ich das extra gemacht! An diesem Abend fand ich die ganze Welt so ungerecht, dass ich schluchzend am Küchentisch zurückblieb. Ich musste so bitterlich weinen, dass er irgendwann zurückkam und sich entschuldigte. Darüber musste ich nur noch mehr weinen. Er hatte so richtig was in mir losgetreten. Alles brach aus mir heraus. Die ganze Einsamkeit der letzten Tage und Wochen. Es hatte sich so einiges angesammelt ...

Keine vernünftigen Ratschläge von Fachpersonal
Meine Frauenärztin hatte mir gerade erst ein Medikament für den Kreislauf mitgegeben. Ein unverkäufliches Muster aus ihrem Praxisschrank. Als ich zu Hause sah, dass es seit vier (!) Jahren abgelaufen war, hätte ich ausflippen können. Konnte ich jetzt nicht einmal mehr meiner Ärztin über den Weg trauen? Hatte die Welt mich jetzt komplett alleingelassen? Ja, ich neige halt manchmal zur Melodramatik ...

Das Verschweigen der Schwangerschaft unserem Umfeld gegenüber
Ich hatte außer meinem Partner, der aber eben auch noch neu im Schwangerschaftsbusiness war, viel zu lange niemanden, mit dem ich über meine Sorgen und Gefühle sprechen konnte. Nicht nur war ich mit meinen gerade einmal 24 Jahren die Erste im Freundeskreis, die schwanger wurde – nein, wir hatten auch beschlossen, das Geheimnis des neuen Lebens in meinem Bauch in den ersten zwei Monaten noch für uns zu behalten. Er hatte sich das gewünscht, nicht ich. Ich hätte es gern gleich allen erzählt. Und schwieg also ihm zuliebe.

Das Alleine-kotzend-Rumliegen in der Wohnung und Nicht-zur-Arbeit-Können
Ich fühlte mich zwischen der sechsten und zwölften Schwangerschaftswoche, als hätte jemand eine schwere nasse Decke auf mich gelegt. Zentnerschwer und ausgelaugt. Ich vermiss-

te meine Kollegen und schlief viel. In Löffelchenstellung. Im Bett. Zur Beruhigung hörte ich TKKG-Hörspiele in den Wachphasen. Noch einmal selbst zurück in die Kindheit, wo alles so geordnet und geregelt war. Mehr war rein intellektuell auch gerade nicht drin mit meiner Schwangerschaftsdemenz, ich vergaß wirklich alles. Die Unsicherheit, wie alles weitergehen würde. Als mich meine Mutter ermunterte, nachdem wir sie eingeweiht hatten, mein noch nicht beendetes Studium nach der Geburt wieder aufzunehmen, fühlte ich mich komplett in die Enge gedrängt. Ich wollte jetzt erst mal meine Ausbildung beenden, schwanger sein und ein Kind bekommen, ich wollte erst mal alles auf mich zukommen lassen, ich war dem Druck in diesem Moment nicht gewachsen.

Die Löwenmutter, die plötzlich in mir erwachte

Als mein damaliger Chef beim Zeigen des ersten Ultraschallbildes von einem »Alien« redete, wäre ich fast aus der Hose gesprungen, so sehr traf mich diese Beleidigung – denn als solche hatte ich sie verstanden –, da erwachte bereits die Löwenmama in mir! NIEMAND NENNT MEIN KLEINES WUNDER ALIEN, KLAR?!

Ich war rauskatapultiert worden aus meiner bisherigen Welt. Die Erschöpfung und die Sorgen, die mir in dieser Lebenswende durch den Kopf gingen, übernahmen das Ruder. Als nun also mein Freund so harsch auf eine Lappalie reagierte, landeten meine Emotionen gesammelt auf dem Wühltisch: »ALLES MUSS RAUS!« stand in Leuchtbuchstaben über mir. Die Tränen liefen. Ich war traurig, lädiert, erschöpft: ein angeschossenes Reh. Aber: Es hatte letztlich auch etwas Reinigendes, ja Befreiendes. Es hatte sich so viel angestaut in mir, nun war der Knoten geplatzt.

Ja, verdammt, es ging hier plötzlich um Verantwortung.

Nicht für die nächste Couchgarnitur – sondern für ein Leben! Für das meines Kindes. Aber auch um meins. Alles war plötzlich so groß. Diese Entscheidungen! Jede hatte Konsequenzen. Dazu die Hormone, die mich selbst bei Schokoladenwerbesports heulen ließen. Die Empfindlichkeit, wenn einem Kind Unrecht geschah – und sei es nur in einem Spielfilm: unerträglich. Das konnte ich überhaupt nicht mehr ertragen. Puh, und dass nach der Verkündung der Baby-News so viele mitreden wollten ... obwohl ich doch selbst gerade erst in der Phase der Gewöhnung war. Das Eis, auf dem ich mich bewegte, war extrem dünn. Und glatt. Ich kam leichter als sonst zu Fall, musste erst mal ein bisschen Balance üben. Niemand, der nicht öfter Schlittschuh fährt, kann gleich auf den ersten Metern auch noch drei Bälle jonglieren.

ES RUCKELT IMMER EIN BISSCHEN, BEVOR DAS LEBEN IN DEN NÄCHSTEN GANG SCHALTET!

Und so war meine Reaktion wohl einfach auch der übergangsweisen Überforderung geschuldet.

Vermutlich war es dieselbe Überforderung, die auch mein Freund bei seiner kleinen Überreaktion verspürt hatte. Und somit hatte diese skurrile Situation auch etwas Verbindendes. Wir steckten hier schließlich beide drin im Strudel der Gewöhnung. Wir hatten uns mit der Entscheidung für ein Kind gemeinsam aufs Eis begeben, es gab kein Zurück mehr. Was wir empfanden und wie verletzlich wir plötzlich waren, war vermutlich vor allem eines: normal. Schließlich wollten wir in dieser großen Sache alles richtig machen. Und wir wussten eben beide noch nicht, wie das ging.

Hört auf, mich zu warnen!

Ungebetene Ratschläge, übergriffige Tipps – Journalistin Christina Rüschhoff fand das in ihrer Schwangerschaft extrem unschön und sagte irgendwann: Stopp! Hört auf, mir mit euren Ansagen Angst zu machen!

»Schlaf besser schon mal vor«, meint eine Bekannte, die ich bei einem meiner letzten Spaziergänge vor der Geburt treffe. »Genieß die Ruhe. Die wirst du NIE WIEDER HABEN.«

Ja, super – denke ich. Danke fürs gute Zureden. Überhaupt bekomme ich sehr viele Tipps, seit ich schwanger bin. Und zwar in der Regel ungefragt. Die meisten davon finde ich nicht nur anmaßend und übergriffig, sondern fast ein bisschen doof. Denn wie soll ich denn bitte vorschlafen?! Als wenn es ein Schlafkonto geben würde, das ich jetzt fleißig auffüllen und dann später nach Bedarf aufbrauchen könnte. Wäre ja geil. Ist aber nicht so. Auch das mit dem Ruhe-Genießen empfinde ich als überflüssigen Hinweis. Ich bin absolut nicht der Typ für Ruhe. Mich stresst es regelrecht, dass mein körperlicher Zustand mich aktuell dazu zwingt, einen Gang herunterzuschalten und nur herumzuliegen.

Was soll das bitte?!

Aber was noch viel schlimmer ist: Manche von den »gut gemeinten Ratschlägen« machen mir regelrecht Angst. Zum Beispiel, wenn wieder einmal eine Mutter (ja, meistens sind es tatsächlich die Frauen) mich mitleidig anschaut und mir versichert, dass sich jetzt mein ganzes Leben verändert und nichts mehr so sein wird, wie es war. Natürlich wird sich mein Leben verändern. Denken die denn, dass man mir das sagen muss? Dass ich unter Schlafentzug leiden werde, fremdbestimmt bin, meine Brüste wie zeitgesteuerte Rasensprenger werden und ich mir beim Niesen unter Umständen in die Hose pinkle? Und dann erst diese schmerzhafte Geburt, bei der ich im Zweifelsfall vor den Augen anderer Menschen quasi öffentlich kacken werde. Wusste ich das schon? Ja, wusste ich. Danke.

Bitte mehr Zuspruch!

Was ich hingegen wesentlich seltener erlebe, ist positives Zureden. Und ich frage mich wirklich, warum das so ist. Denn wenn jemand einen schmerzhaften Eingriff beim Zahnarzt vor sich hat, sagt doch auch niemand:»Uuuh, das wird bestimmt richtig heftig!«Ich könnte mir vorstellen, dass man sich viel besser fühlen würde mit Sätzen wie:»Ach, das wird bestimmt gar nicht so schlimm. Und im Notfall gibt's doch auch eine Betäubung!« Was das Ganze aus meiner Sicht noch ad absurdum führt, sind die Fragen, die nahezu im selben Atemzug gestellt werden.»Du freust dich bestimmt schon riesig, oder?« Wie jetzt? Ich soll mich darauf freuen, dass es superschmerzhaft wird, ich quasi mein eigenes Leben an den Nagel hänge und nie wieder schlafen kann?! Leuchtet mir nicht ein. Entscheidet euch bitte, ob ich nun Angst haben soll oder mich gefälligst freuen muss.

Wie es auch anders gehen könnte

Um jetzt nicht nur zu motzen, sondern auch etwas Konstruktives zu sagen: Was mir geholfen hat, war, wenn mein Gegenüber ganz bei sich geblieben ist. Denn Erfahrungsaustausch tut gut und ist wichtig – gerade beim ersten Kind. Doch es ist ein maßgeblicher Unterschied, ob jemand aus der Ich-Perspektive die subjektiven Eindrücke des Kinderkriegens schildert – oder ob mich jemand darüber belehrt, wie es für mich sein wird. Denn am Ende kann das doch keiner wissen. Jede Geburt, jedes Kind, jede Mutter ist anders. Was die eine toll findet, ist für die andere der Horror. Das eine Kind dreht fünf Extrarunden, das andere flutscht nur so heraus. Und wie das am Ende nun alles für mich sein wird, das werde ich sehen. Und sonst niemand.

Wart's nur ab – es wird super

Bald schon, so sagten sie, würdest du nicht mehr schlafen.
In naher Zukunft würde dein Baby nicht mehr aufhören
zu schreien. Den eigenen Freiheiten sollte ich lieber schon mal tschüss
und ciao-ciao sagen.
Und die Geburt – ach du jeminee ...
Im Ernst, ihr lieben Leute?
Wart's nur ab und genieß noch mal?
Wie wär's, wenn wir den Spieß hier einmal umdrehen?

Es wird der Wahnsinn, wenn dich dein Baby zum ersten Mal
anlächelt.
Es wird magisch, wenn du am Köpfchen seinen Geruch
inhalierst.
Es wird unfassbar, es zu küssen und zu spüren, wie sehr
es dich braucht.
Es wird vertraut, wenn es sein Köpfchen an deinen Körper
schmiegt und selig zu schlafen beginnt.
Es wird gigantisch, dich selbst in deinem Kind wiederzu-
erkennen.
Und ja, vielleicht wird es schreien, mit Sicherheit sogar. Niemand ist so naiv, das nicht mit einzuplanen. Aber muss das
unsere Vorfreude schmälern? Sollen wir ängstlich in diesen
neuen Lebensabschnitt starten oder erhobenen Hauptes,
voller Liebe und Vorfreude im Gepäck? Na siehste.
Also hört auf, werdende Mamas abzuschrecken, und beginnt,
sie zu stärken: in ihrem Vertrauen, dass schon alles gut werden wird. In ihrer Vermutung, dass die Liebe zu ihrem Kind
sie schier wahnsinnig werden lassen wird. Denn genau so
wird es kommen.

Bullshitbingo

Spiel das Spiel deines Lebens und schau, welche Reihe du zuerst vollkriegst. Zu gewinnen gibt's ein blinkendes Discofeuerzeug oder einen Freifahrtschein in der Gruselachterbahn. Mindestens!

Eine Schwangerschaft ist keine Krankheit.	Sicher, dass es nur *ein* Baby wird?	Wird bestimmt ein Mädchen.	Hast du Hunger für zwei?	Wann hast du Termin?
Was wird's denn?	Isst du schon saure Gurken?	Oh, darf ich mal anfassen?	Pro Kind ein Zahn.	Habt ihr schon einen Namen?
Man sieht ja noch gar nichts.	Es gibt doch auch alkoholfreies Bier.	Schlaf schon mal vor!	Du platzt ja bald.	Das haben doch andere auch geschafft.
Oh, deine Brüste!	Hoffentlich geht alles gut …	Ihr habt noch Sex???	War das geplant?	Wird bestimmt ein Junge.
Du trinkst noch Kaffee?	Du watschelst wie eine Ente.	Speiberl sind Bleiberl.	Von hinten sieht man gar nichts.	Sushi braucht doch eh kein Mensch.

Interview

»Unsere Angst schützt
uns auch«

**Sorgen und Dankbarkeit, Neid und Wehmut, Mutterge-
fühle und Wut – zu einer Schwangerschaft gehören die
widersprüchlichsten Gefühle. Warum fühlen wir, wie
wir fühlen, und wie helfen uns unsere Gefühle durchs
Leben? Wir haben Emotionswissenschaftlerin und Coach
Dr. Carlotta Welding gefragt, die selbst Mutter von vier
Kindern ist.**

**Liebe Carlotta, du bist Expertin für Emotionen und
verdrängte, vergessene, übersprungene, nicht gelebte
Gefühle. Welche fallen dir da zum Thema Schwangerschaft ein?**
So unterschiedlich, wie Frauen sind, so sind auch ihre Gefühle
während der Schwangerschaft. Für manche geht ein Traum in
Erfüllung, für andere ist die Veränderung beängstigend und
bedrohlich. Eine Schwangerschaft bringt uns natürlich auch
in Kontakt mit unserer Rolle als Frau, als zukünftige Mutter,
mit unserer eigenen Mutter und unserem Tochterdasein.

**Manche Schwangere organisiert unheimlich viel im
Voraus, hat das Kinderzimmer zwei Monate vor der
Geburt bereits fertig, schreibt Listen, was in welchem
Fall zu tun ist und so weiter. Kann das auch damit
zusammenhängen, dass wir insgeheim etwas planen
möchten, das nicht planbar ist? Die Kontrolle behalten wollen vor dem nahenden Kontrollverlust?**

Zum ersten Mal Mutter zu werden, kann einem Angst machen. Vielleicht hat man Angst, dass dem Baby etwas passieren könnte, Angst vor dem Verlust von Freiheit, Angst vor den Veränderungen in der Partnerschaft. Viele Menschen reagieren auf Angst mit Kontrollsucht: »Wenn ich alle Bodys zweimal gewaschen und gefaltet habe, dann kann dem Baby nichts zustoßen. Wenn ich für jede Situation einen Plan habe, bin ich gewappnet.« Das Problem bei dieser Strategie ist, dass wir nie alle möglichen Situationen vorplanen können, es kann immer etwas passieren, das wir nicht geahnt haben. Angst zu haben, ist – in einem gewissen Maße – sicher normal und auch sinnvoll, denn nur dadurch ist gewährleistet, dass wir im zehnten Monat nicht mehr Schlittschuh fahren; wenn aber die Angst ständig da ist, so intensiv ist, dass ich gar nichts mehr an meiner Schwangerschaft genießen kann, dann kann es gut sein, dass sich andere Themen hinter dieser Angst verbergen, also Erfahrungen aus der Vergangenheit, die wir noch nicht vollständig überwunden haben. Und damit sollte man sich dann befassen.

Ich konnte mir in meiner Schwangerschaft einfach nicht vorstellen, wie sich Wehen anfühlen. Ich wollte mich aber so gern darauf vorbereiten und habe immer wieder Mütter gefragt, wie das bei ihnen war. Wie können wir damit umgehen, dass wir nicht wissen, was uns erwartet, dass wir aber schon viel zu oft Gruselgeschichten zum Thema gehört haben?

Viele Menschen reagieren auf ihre Unsicherheit mit dem Versuch, Informationen zu gewinnen, auch eine Art der Kontrollübernahme: Sie lesen in Foren, fragen Bekannte, studieren Doktorarbeiten zu plötzlichem Kindstod, Dammschnitt oder Narbenruptur. Zwar hilft Wissen immer – denn meist führt es in solchen Fällen rund um das Thema Schwangerschaft und

Geburt ja dazu, dass man merkt:»Ah, die Gefahr ist so gering, statistisch gesehen ist es unwahrscheinlich, dass Szenario X eintritt.« Aber diese Beruhigung, die einem reine Zahlen auf der kognitiven Ebene verschaffen können, hält meist nicht lange an. Wie ein Wasserschaden, den man mit Wandfarbe bestreicht – früher oder später bricht er wieder durch.

Dass wir nie mehr allein sind in unserem Körper, dass eine andere Person ihn besetzt, auch das ist etwas, das in manchen Frauen ab und zu panikartige Reaktionen hervorruft. Ich will meinen Körper für mich allein zurück ... Wie lässt sich das erklären?

Ein Leben in die Welt zu bringen, ist die ultimative Möglichkeit, aus kindlichem Narzissmus, Um-sich-selbst-Kreisen und ständiger Nabelschau auszubrechen. Wir stellen in dieser Zeit der Schwangerschaft und in den ersten Monaten mit Baby unser Leben und unseren Körper in den Dienst eines anderen Lebewesens – das ist sicherlich krass. Aber auf der anderen Seite ist es auch ein Privileg, das wir Männern gegenüber haben und das ja auch nicht allzu oft im Leben geschieht. Wenn einem solche Vorstellungen Angst bereiten, kann es eventuell helfen, die wahnsinnige Leistung anzuerkennen, die der eigene Körper während Schwangerschaft und Geburt vollbringt; die nährende Rolle zu umarmen. Und außerdem ist es sicherlich ratsam, das Zeitgefühl in vollkommen andere Dimensionen zu verändern: Ein»bald« heißt erst mal nicht mehr »in fünf Minuten«, sondern eher»in fünf Jahren«. Der Körper gehört einem»bald« wieder.

Nun kommen in einer Schwangerschaft ja meist zwei Menschen zusammen, die ziemlich unterschiedlich fühlen. **Wie lässt sich das gut kombinieren, wie kann ich sehen oder spüren, wie es dem oder der anderen gerade wirklich geht?**

Die Schwangerschaft verbindet einerseits die werdenden Eltern – andererseits führt sie Mann und Frau aber auch die unumstößlichen Unterschiede zwischen den Geschlechtern vor Augen. Der Vater fühlt kein Strampeln im Bauch Monate vor der Geburt, er erträgt keine Stimmungsschwankungen, sein Körper verändert sich nicht, seine Brust tropft nicht, wenn er Babygeschrei hört. Ich darf nicht erwarten, dass mein Partner weiß, wie es mir in jeder Sekunde geht – ich muss es ihm aber sagen können, und er muss darauf eingehen. Das heißt: sich Zeit nehmen, miteinander sprechen. Wie immer letztlich, nur vielleicht jetzt noch mehr denn je.

Die Angst, ich könnte das Kind nicht lieben. Oder zu sehr lieben. Wie gehe ich mit der um?

Die Liebe zu einem Baby ist so überwältigend – manche Menschen sind davon überfordert. Es gibt ein Phänomen, das genau diese emotionale Überforderung beschreibt:»cute aggression«. Wenn wir etwas extrem Niedliches sehen, sagen wir oft Dinge wie»Ich will dich aufessen« oder kneifen dem Kind in die Wangen oder wollen es ganz feste drücken. Diese »Aggressionen«, die in diesen Verhaltensweisen stecken, sind der Versuch unseres Körpers, dem Niedlichfinden etwas entgegenzusetzen, um wieder in Balance zu kommen. Wir wollen nicht von einem Gefühl überrollt werden. Was ich damit meine, ist fachsprachlich die Homöosthase, sie beschreibt den in uns angelegten Mechanismus, der Ausgeglichenheit zum Ziel hat. Schwitzen, wenn es heiß ist, essen, wenn man hungrig ist – das gibt es auch im emotionalen Bereich.

Wir fühlen uns in Situationen hinein – aber auch in unser ungeborenes Kind. Wir interpretieren auch schon Charaktereigenschaften in unser Baby, es wird zu einer Art Projektionsfläche, mit vielen Hoffnungen besetzt. **Inwiefern bringt uns das gefühlstechnisch weiter – oder auch nicht?**
Warum wollen viele Eltern das Geschlecht ihres Kindes vor der Geburt erfahren? Nicht unbedingt, weil sie wissen möchten, ob sie das Zimmer blau oder rosa streichen müssen, sondern: um Verbindung zum Ungeborenen aufnehmen zu können. Genau aus demselben Grund versuchen wir, sobald es geht, das Baby mit Eigenschaften zu versehen – wir beobachten sein Strampeln, seinen Schluckauf, betrachten Ultraschallfotos. Das alles hilft uns – ob nun diese Eigenschaften am Ende der Wahrheit entsprechen oder vollkommen falsche Vermutungen waren –, Kontakt zum Ungeborenen aufzubauen, denn mit einem völligen Inkognito lässt sich schlechter bonden, also Bindung aufbauen. Dass ein Baby, das im Bauch wie ein Zappelphilipp wirkte, sich schließlich zu einem ruhigen Kind entpuppt, tut dabei gar nichts zur Sache, denn es ist normalerweise in Menschen eingebaut, ihr Kind exakt so zu lieben, wie es ist – ganz gleich ob zappelig oder ruhig.

Du darfst platt sein!

Was, wenn es dann mal nicht ganz so rosig läuft? Absolut und auf gar keinen Fall helfen Sprüche wie:»Reiß dich mal zusammen.« Wir dürfen uns Ruhe gönnen, wenn wir Ruhe brauchen. Und Tränchen freien Lauf lassen, wenn wir verletzlich sind. Unterdrückte Gefühle kommen sonst doch eh wieder hinter irgendeiner Ecke hervor und strecken uns die Zunge raus. Warum also nicht gleich drauf eingehen, wenn da Symphysenschmerzen aus der Hölle sind, die uns nur noch auf allen vieren krabbeln lassen, oder der Kreuzbeinhöcker, von dem wir vorher noch nie gehört haben, Faxen macht? Wenn wir uns beim Pinkeln fühlen wie ein Tetrapak, weil immer nur schübchenweise was rausschwappt? Wenn wir uns vor Kälte fürchten, weil die Brustwarzen im Moment so empfindlich sind? Wenn wir dauermüde und erschlagen sind, uns übergeben, ständig Pipi müssen oder nicht mehr durchschlafen? Wenn da ein Restless-Legs-Syndrom auftaucht, sobald wir mal sitzen, die Mutterbänder sich lockern, die Schweißbildung unter den hängenden Brüsten nervt oder die Fressattacken unkontrollierbar werden? Wenn wir schlimmer aussehen als unser Wischmopp, mit dem wir versuchen, wenigstens um uns herum ein bisschen Chaos zu beseitigen? Wenn kein BH mehr passt, die Gesichtshaut gruselig ist und die Hebamme uns sagt, das läge an der»Feuerphase«, die trockene Haut macht? Wie bitte?! Wo bin ich denn hier gelandet?

Da wäre es doch unmenschlich, einfach weiterzumachen, als wäre nichts, oder? Aber der Fokus liegt nun nicht mehr nur auf uns, sondern auf einem weiteren Menschen. Das ist das Größte. Und Großes kann eben auch mal anstrengend sein. Gönn dir dein Plattsein also. Du hast es dir verdient!

Zwischenruf

Bin ich genug?

Nathalie Klüver, die Autorin von *Die Kunst, keine perfekte Mutter zu sein,* hat selbst drei Kinder und weiß, wie viel Zuspruch es im Leben als (werdende) Mama braucht.

Es gibt eine Frage, die Mütter schon in der Schwangerschaft begleitet – und die schwer loszuwerden ist. Sie schleicht sich ein, unbemerkt, irgendwo ins Unterbewusste, um dann in entscheidenden Momenten einfach hervorzuspringen und laut »Buh« zu rufen. Es ist die Frage nach dem »Bin ich genug?« – die es in den unterschiedlichsten Variationen gibt. Die einen Druck aufbaut, ohne dass wir es wollen. Mal heimlich und leise, mal laut und polternd. Manchmal hämmert er dezent, aber ausdauernd auf uns ein, mal macht er voller Wucht ein schlechtes Gewissen. Alles ausgelöst durch die tausend Variationen der Frage: »Mache ich genug?« Kennt ihr sie auch, diese Variationen, die immer wieder aufploppen? »Esse ich genug gesundes Essen?«, »Mache ich genug Sport?«, »Wiegt mein Baby genug?« oder »Müsste ich mich mehr mit dem Bauch beschäftigen?« und »Kann zu viel Anspannung schaden?«

Man könnte die Liste ewig fortsetzen. Und ist das Baby erst da, vervielfältigt sie sich noch einmal. Das Wort »genug« kreist immer im Hinterkopf. Dabei ist es eigentlich ganz einfach, dieses Wort richtig einzusetzen. Indem wir uns sagen: »Ich bin gut genug.« Mehr muss nicht sein. Das ist der einzige Kontext, in dem wir das Wörtchen »genug« benutzen sollten. Um uns selbst zu entlasten, nicht, um Druck aufzubauen. Denn wisst ihr: In den allermeisten Fällen macht ihr genug. Mehr muss gar nicht sein!

Gastbeitrag

Erst Mädchen, dann Junge

**Was, wenn sich der Arzt beim Geschlecht vertut?
Genau das ist Jenny passiert. Eine kleine Anekdote
der Verwirrung.**

Ich konnte mir vor meinem ersten Kind überhaupt nicht vorstellen, Mama eines Jungen zu werden. Das lag mit Sicherheit auch an meinen unterbewussten »Erwartungen«, wie ein Mädchen oder Junge sein wird. Was man halt so denkt – und dann ja meist eh nicht stimmt, trotzdem hatte ich da ein gewisses Klischeebild im Kopf.

Auch mein Mann hatte sich ein Mädchen gewünscht, denn es wäre das erste weibliche Baby seit drei Generationen gewesen. Und dann erfuhren wir in der 18. Schwangerschaftswoche, dass unser Baby wohl tatsächlich ein Mädchen wird! Wir haben uns so gefreut!

Tja. Bis dann in der 22. Woche die »Geschlechtsumwandlung« kam. Aus unserem Mädchen wurde ein Junge. Und obwohl ich mir eigentlich immer erst einen Jungen und dann ein Mädchen gewünscht hatte, war ich durch diese Nachricht wie vor den Kopf gestoßen. Ich war total verwirrt und durcheinander. Ja, wie jetzt? Nun doch ein Junge? Aber ich hab mich doch jetzt schon auf ein Mädchen eingestellt, hatte mich darauf gefreut!

Ich hatte wirklich das Gefühl, mein Mädchen »verloren« zu haben. Ich konnte gar nicht so richtig in Worte fassen, wo mein

> **STATT »HAUPTSACHE GESUND« SAGE ICH »HAUPTSACHE GELIEBT«.**
> *Leserin Sonja Gräber*

108

Problem mit dieser Veränderung lag. Ich hab dann mit einer Expertin von Pro Familia über meine Emotionen gesprochen, weil ich einfach mal einen Außenblick brauchte. Ich hatte ja fast ein schlechtes Gewissen meinem Jungen gegenüber. Es stellte sich aber heraus, dass ich umgekehrt genauso reagiert hätte. Es lag einfach daran, dass ich ein bisschen Zeit brauchte, um mich nach der Freude aufs Mädchen dann auf einen Jungen einzustellen. Die Verwirrung dauerte zum Glück nicht lange an. Auch mein zweites Kind wurde ein Junge, und als das dritte Kind ein Mädchen wurde, konnte ich mir nicht mehr vorstellen, ein Mädchen zu haben. Ich glaube, in der Schwangerschaft knallen einfach manchmal die Hormone mit einem durch. Bei der einen mehr, ähäm – und bei der anderen weniger.

Gastbeitrag

»Was wird es denn?!«

»Die Rosa-Hellblau-Falle beginnt schon vor der Geburt«, sagen Almut Schnerring und Sascha Verlan. Die beiden haben nicht nur ein gleichnamiges Buch zum Thema geschrieben, sondern setzen auch in ihrem Blog Impulse, um Kindern alle Türen für ihr Leben offen zu halten. Für mehr Geschlechtergerechtigkeit – von Anfang an! Weil wir viel zu viele Klischees im Kopf haben. Und bei Sprüchen wie »Jungs machen Jungs, Männer machen Mädchen« eben doch auch immer eine Bewertung mitschwingt.

Menschen sind neugierig und dabei manchmal unbeholfen, unsicher, vielleicht auch gehemmt. Und deshalb kommt so oft die Frage: »Was wird es denn?!«, weil die im ersten Kontakt mit einer schwangeren Person so unverfänglich scheint, oder vielleicht doch nicht? »Was wird es denn?« – diese Frage scheint auf den ersten Blick offen für alle möglichen Antworten, also wo ist das Problem, antworten wir doch einfach: Vielleicht Bundeskanzlerin, vielleicht Hausmann? Vielleicht empathisch, bestimmt neugierig, eventuell geduldig ... hoffentlich glücklich und zufrieden!

In Wirklichkeit ist diese Frage kein bisschen offen, denn sie erlaubt nur eine aus zwei möglichen Antworten: Mädchen oder Junge. Spitzer Bauch? Junge! Mutter mag plötzlich Gurken? Garantiert ein Mädchen! Also Hand aufs Herz: Was bringt uns die Antwort? Was sagt sie aus über das Kind? Eigentlich wissen wir danach ja immer noch nichts. Maximal bekommen wir Auskunft über die äußeren Geschlechtsorgane, denn alles andere zeigt sich erst im Lauf des Lebens. Aber weil wir doch neugierig sind und so gar nichts wissen, füllt die Phantasie die Lücke und bedient sich all der unbewussten Rollenerwartungen und klischeehaften Vorstellungen, die wir über die Jahre verinnerlicht haben. Tatsächlich konnten Studien zeigen, dass sich das Verhalten der Erwachsenen verändert, sobald sie meinen, Gewissheit zu haben: Mit einem vermeintlichen Mädchen wird mit mehr Worten und in höherer Stimmlage durch die Bauchdecke gesprochen, mit Jungen weniger, dafür mit tieferer Stimme. Bewegungen werden klischeehaft interpretiert: Tritt er viel? Dann wird er bestimmt mal Fußballer! Ach, ein Mädchen? Na, dann eine Ballerina. Mit der vom Ultraschall gestützten Antwort auf die Frage, was es denn wohl wird, scheint die Offenheit zu verschwinden. Da ist plötzlich kein unbekanntes, noch zu entdeckendes Wesen mehr, sondern bei vielen entsteht schnell eine konkretere, meist klischeehafte Vorstellung, und ab dem Moment steht die Rosa-Hellblau-Falle bereit: Die einen versuchen, sie vorsichtig zu umschiffen, aber auch sie leben ja nicht auf einer Insel. Wer also keine Antwort hat oder geben möchte auf diese wiederkehrende Frage nach dem Geschlecht, löst damit Unverständnis aus, bisweilen sogar Ärger. Die anderen sind erleichtert, dass die Großeltern nicht mehr in Blassgelb, sondern in Rosa oder Hellblau häkeln und einkaufen, und sagen sich:»Sind ja bloß Farben!«

Aber wäre es nicht schön, diesem neuen Leben ganz unbedarft begegnen zu können und zu erfahren, wie es sich entwickelt, aus sich heraus? Leider lässt sich dieser Wunsch nicht erfüllen, denn man kann nicht *nicht* sozialisiert werden. Und was mit der unterschiedlichen Ansprache durch die Bauchdecke beginnt, setzt sich nach der Geburt fort, das haben die vielen sogenannten Baby-X-Studien gezeigt: Weint ein Säugling, vermutet die Mehrheit der Erwachsenen als Ursache Wut oder Ärger, wenn ihnen das Kind als Junge vorgestellt wurde. Bei einem Mädchen dagegen tippen sie auf Angst. Ein und dasselbe Baby wird schwerer und kräftiger eingeschätzt, wenn Erwachsene es als Junge lesen. Vermuten sie ein Mädchen, schätzen sie es leichter und zarter ein. Mädchen werden länger getröstet und zur Vorsicht ermahnt, Jungen dagegen werden schneller wieder losgeschickt und sollen sich gleich noch einmal versuchen; Jungen wird ein deutlich größerer Krabbelradius zugestanden, während Mädchen häufiger angehalten werden, sich am Platz zu beschäftigen ... Und später stellen viele fest, dass Mädchen häufig feinmotorisch geschickter sind, früher schreiben können, lieber lesen und Jungen sich Raum nehmen, lauter und wilder sind. Und die meisten sind dann überzeugt: »Also wir haben da nichts beeinflusst, also muss es in der Natur liegen!«

Die Rosa-Hellblau-Falle beginnt also schon vor der Geburt, und sie lässt sich nur bedingt und mit viel Selbstreflexion und täglicher Mühe umgehen. Diese Gesellschaft, die so viel Wert legt auf die binäre Unterteilung in Männlich und Weiblich, macht es Eltern und Familien nicht gerade leicht, ihren Kindern Wahlfreiheit und ein Leben jenseits der beiden vorgegebenen Schubladen zu ermöglichen. Ein erster Schritt wäre, sich selbst die »Was wird es denn«-Frage zu verkneifen. Und beim Blick in einen Kinderwagen zu überlegen, ob die Antwort auf ein »Was ist es denn?« wirklich Erkenntnis bringt oder nur den Gesprächseinstieg erleichtert. Und für die werdenden Eltern beginnt die langjährige Aufgabe, das Kind als Individuum zu sehen und nicht als Teil der Gruppe der Hellblauen oder Rosafarbenen – was schon beim Einkauf von Schnullern, Tragetüchern oder Kinderwagen ein Ding der Unmöglichkeit zu sein scheint, denn auch die Werbung liebt die Geschlechtertrennung. Von Baggern und Puppen fangen wir an dieser Stelle gar nicht erst an.

Dass es sich lohnt, die Kategorie Geschlecht möglichst oft außer Acht zu lassen, zeigt sich, wenn ein Kind älter wird. Da es in so vielen Momenten seines Alltags darauf hingewiesen wird, was einen »echten« Jungen und was ein »typisches« Mädchen ausmacht, ist es dankbar, wenn es auch Erwachsene gibt, die es genau so richtig finden, wie es ist, nämlich als Marie oder Serkan, als Elif oder Luka.

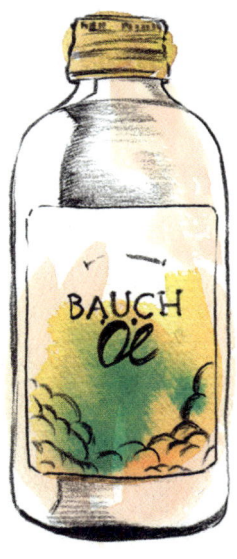

Können wir Stimmungsschwankungen auf die Hormone schieben?

Das muss man sich mal vorstellen, was da in unserem Körper abgeht. Plötzlich dreht sich alles darum, neues Leben hervorzubringen. Ist doch klar, dass diese körperliche Umstellung nicht unbemerkt verläuft, sondern dass einige von uns ganz schön damit zu kämpfen haben. Das Gute: Wir können all unsere Launen und Wehwehchen ganz wunderbar auf das Hormonchaos schieben! Weil wir aber verstehen wollen, was da wirklich abgeht, haben wir Dr. med. Simon Maria Günter, Facharzt für Gynäkologie und Geburtshilfe, dazu befragt.

Lieber Herr Dr. Günter, einige von uns werden von den Schwangerschaftshormonen ganz schön gequält. Was genau sind eigentlich Hormone, und wofür braucht man sie?
»Hormon« – dieses Wort stammt aus dem Griechischen und bedeutet »in Bewegung setzen«. Das fasst es ganz gut zusammen! Denn Hormone sind Botenstoffe, die am laufenden Band Informationen übertragen und zahlreiche Prozesse in Gang setzen. Gerade in der Schwangerschaft schalten Frauen mal eben von null auf hundert in einen anderen Modus. Hormone sorgen dafür, dass die Schwangerschaft aufrechterhalten wird und sich das Baby gut entwickeln kann, aber auch die Mutter bestens versorgt ist.

Heißhunger, Pickel und Stimmungsschwankungen – das kennen wohl die meisten Schwangeren. Sind dafür auch die Hormone verantwortlich?
Die meisten Frauen spüren in den ersten zwölf Wochen die hormonellen Umstellungen am deutlichsten. Am häufigsten und stärksten tritt in dieser Zeit die Übelkeit auf, weil die Übelkeit durch das Hormon HCG getriggert wird, das anfangs geradezu explosionsartig ansteigt. Und ja, das Hautbild kann sich auch ändern, manche Frauen bekommen tatsächlich leichte Akne oder einfache Pickel, weil Sexualhormone auch Einfluss auf Talgdrüsen und Haarfollikel haben. Aber es gibt auch gute Nachrichten: Die Haare werden während der Schwangerschaft meist dichter und glänzender. Was den Heißhunger angeht: Der Körper einer schwangeren Frau braucht für die Wachstumsvorgänge des Embryos und die Neubildung von Gewebe mehr Energie und andere Stoffwechselprodukte, deswegen haben Schwangere oft mehr Appetit.

Warum spüren einige Frauen dieses Hormonchaos mehr als andere?
Aus der Gehirnforschung wissen wir, dass Sexualhormone auch einen Einfluss auf Neurotransmitter haben und unsere Emotionen beeinflussen können. Es ist zum Teil Veranlagung, wenn einige Frauen hierdurch leichter getriggert werden, manchmal sind es aber auch die Lebensumstände, in denen

Frauen die Schwangerschaft gerade »erwischt«. Stimmungs-schwankungen sind aber nicht nur durch Hormone beein-flusst. Wir Menschen bestehen ja auch aus einer Seele, die die ganzen Veränderungen verarbeiten muss. Besonders am Anfang können selbst bei einer gezielt angestrebten Schwan-gerschaft ambivalente Gefühle auftreten. Neben der Freude auf das Kind sind dann auch widerstrebende Gefühle und Gedanken dabei. Werde ich eine gute Mutter sein? Schaffe ich das? Wie mache ich das mit Job? Reicht das Geld? Will mein Partner das Kind auch? Bleibt er an meiner Seite? ... Das sind einige der vielen Fragen, die sich Frauen stellen. Und wenn dann noch die Hormone alles durcheinanderwirbeln, ist das Gefühlschaos perfekt. Als Frauenärzte erinnern wir unsere Schwangeren daran, dass in den meisten Fällen die Kraft ei-ner Frau größer ist als ihre Angst.

Was kann man tun, um gegen das Hormonchaos anzugehen?

Oft sage ich den Schwangeren: Vertrauen Sie Ihrem Mutterin-stinkt, hören Sie auf Ihren Körper. Sie wissen am besten, was Sie jetzt brauchen. Einigen Frauen gelingt das gut, andere sind noch mit ihren vielen Rollenbildern, die sie erfüllen müssen, überfordert: Job, Karriere, Familie, eben noch Liebhaberin und jetzt auf einmal komplett neues Programm: Ich bekom-me ein Baby. Wenn nichts mehr geht, gibt uns unser Körper ein Stopsignal, nach dem Motto: So geht es nicht weiter. Hier passiert gerade etwas, etwas viel Größeres, viel Wichtigeres. Schwangere Frauen sollten deshalb zuerst sich selbst und ihr Baby auf die Prioritätenliste setzen – vor allem sich Zeit nehmen und entspannen. Wenn das Baby erst einmal da ist, werden ruhige Stunden rar. Ja, gehen Sie raus an die frische Luft, treffen Sie sich mit Freunden, machen Sie Sport, gehen Sie tanzen, gönnen Sie sich was Gutes!

**Klar, manchmal sind diese Hormone echte Biester –
warum sollten wir ihnen trotzdem dankbar sein?**

Ohne Hormone könnten wir nicht überleben, sie arbeiten
still und leise im Hintergrund und nehmen uns viel Arbeit ab,
denn manchmal stehen wir uns mit unseren Gedanken selbst
im Weg. Wir können uns eigentlich darauf verlassen, dass in
der Regel am Ende alles gut wird – so wie es in den vielen
Generationen vor uns auch schon funktioniert hat.

Auf jeden Fall haben Sie dank der Hormone den Kopf frei
und können sich auf das wahre Wunder einlassen, denn ein
kleiner Mensch wächst in Ihrem Bauch. Übrigens ist er schon
die ganze Zeit bei uns und nicht erst am Tag der Geburt – da
wird er bzw. sie lediglich geboren.

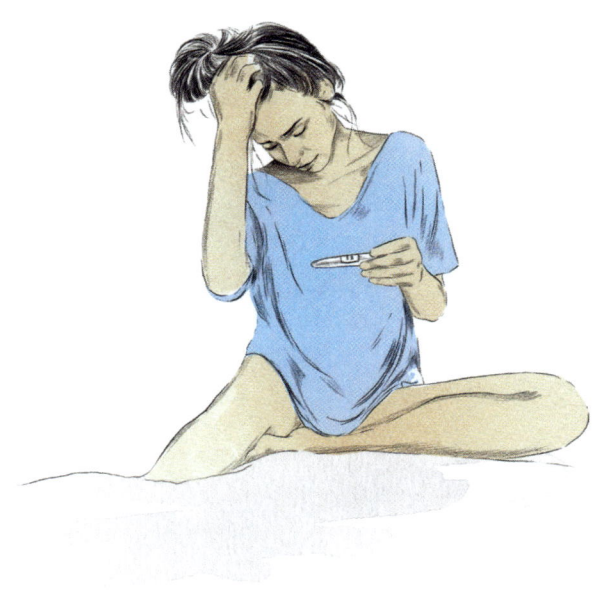

Ein Baby im Bauch ist nie selbstverständlich

Wenn wir über Schwangerschaften reden, sprechen wir auch über Tabus. Über Fehlgeburten wird nicht gern gesprochen – sicherlich auch, um Schwangeren nicht zu viel Angst zu machen. Die Journalistin Katharina Render erzählt in diesem Beitrag von ihrer dreijährigen Tochter, von ihrer zweiten Schwangerschaft, die nur bis zur 14. Schwangerschaftswoche andauerte – und davon, dass sie nach dem Verlust nun wieder schwanger ist. Und wie dankbar sie für jeden Tag ist, an dem sie ihr Baby im Bauch haben darf. Weil nichts mehr selbstverständlich ist ...

> Wir möchten in diesem Mutmacher auf keinen Fall Ängste schüren. Und deswegen möchten wir dich an dieser Stelle selbst entscheiden lassen, ob du den folgenden Text lesen magst. Für den Fall, dass du ihn erst mal lieber überblättern magst, haben wir ihn für dich farbig markiert. So kannst du direkt zur nächsten Geschichte hüpfen.

Während ich diese Zeilen schreibe, habe ich wieder ein Kind im Bauch. Seit der siebten Schwangerschaftswoche gibt es immer wieder Blutungen, und die Ärzte können mir nicht sagen, wohin die Reise diesmal führt. Ich trete sie deshalb nicht mehr leichtfüßig an, diese Reise, sondern trage einen schweren Rucksack mit mir. Denn nach meiner Tochter Rosa, die heute drei ist, war ich schon einmal schwanger.

Wir hatten uns damals auf das neue Leben gefreut. Und mussten es in der 14. Schwangerschaftswoche gehenlassen. Unser zweites Kind haben wir verloren.

Bei meiner Tochter hatte es in den neun Monaten bis zur Geburt immer wieder Fragezeichen gegeben: zu groß, zu viel Fruchtwasser, vielleicht ein Herzfehler ... Am Ende war alles gut, aber bei dieser zweiten Schwangerschaft wollte ich lieber von Beginn an so viel Gewissheit wie möglich: Der Pränataltest zeigte keinerlei Auffälligkeiten, und so wusste ich sogar schon sehr früh, dass ich einen kleinen Jungen erwartete. Er sollte Ferdinand heißen. Mein Glück schien perfekt. Ein Mädchen, ein Junge, eineinhalb Jahre Abstand, ein wundervoller Mann und Vater dazu. Jackpot.

Und dann starrte ich also auf den Monitor in der Praxis des Pränataldiagnostikers und sah: nichts. Mein kleiner Ferdi, dieser winzige Mensch, der beim Check zwei Wochen zuvor noch durch meinen Uterus geturnt war, lag einfach nur da. Wie ein Schiff, das bei ganz leichtem Wellengang sanft hin und her schaukelt, dachte ich. Merkwürdig, welche Vergleiche einem in so einem Moment durch den Kopf gehen. »Es tut mir sehr leid«, sagte der Arzt, »ich kann keinen Herzschlag mehr finden.« So genau ich mich an alles bis dahin erinnere, so verschwommen ist das, was folgte. Wir traten hinaus aus der Praxis auf die Berliner Friedrichstraße, wo das pulsierende Großstadtleben an uns vorbeirauschte. Aber meins stand einfach still.

Als ich Wochen zuvor den positiven Test in der Hand gehalten hatte, war für mich völlig klar gewesen, dass ich in neun Monaten noch einmal Mama werden würde. War ja schließlich bei meiner Tochter genauso. Lernt man doch auch in der Schule. Verhüten, sonst Baby. Glasklare Sache.

Dass jede dritte schwangere Frau laut Berufsverband der Frauenärzte e.V. vor der zwölften Schwangerschaftswoche eine Fehlgeburt erleidet, wusste ich nicht. Genaue Zahlen werden nicht statistisch erfasst. Klar ist, dass das Risiko nach der zwölften Woche bedeutend abnimmt. Aber was hilft es, wenn man zum kleinen Prozentsatz gehört, wo es doch anders ist ...

»Ich freue mich unendlich, noch einmal diese Reise machen zu dürfen. Dass Rosa ein Geschwisterchen bekommt, ist wunderschön«, hatte ich drei Tage vor der Nackenfaltenmessung in mein Schwangerschaftstagebuch notiert. Nun führte die Reise zu einem anderen Ziel, als ich es mir gewünscht und so sehr erhofft hatte. Und doch war sie wertvoll, auch wenn ich das erst mit der Zeit zu schätzen lernte.

Ich nehme mein Glück, eine gesunde kleine Familie zu haben, nicht mehr als naturgegeben wahr. Natürlich ärgere ich mich über die nahezu täglich vergossenen Apfelschorlen, die ausufernden Nasenbohrungen, die sandigen Gummistiefel. Aber jeden Abend, wenn ich über den Kopf meines friedlich schlummernden Mädchens streichle, überkommt mich so eine riesige Dankbarkeit und Demut, sie in meinem Leben haben zu dürfen, dass manchmal sogar Tränen laufen. Auch nach dreieinhalb Jahren noch, in denen sie nun bei uns ist. Nichts ist mehr selbstverständlich. Sowieso nicht, dass mein Mann und ich Ferdis Verlust gemeinsam wegumarmt, weggeliebt und weggetröstet haben. Es hat uns und unsere Liebe stärker gemacht. Das schafft nicht jeder. Und darauf bin ich stolz.

Ein Kind zu bekommen, heißt, sein Schicksal in andere Hände zu legen. Guter Hoffnung zu sein. Ja, Hoffnung. Nicht Gewissheit. Es war eben nicht so, wie es bis dahin sonst in meinem Leben galt: Wenn ich mich nur genügend anstrengte, bekam ich auch, was ich wollte. Als Schwangere ist man ausgeliefert. Man kann nur vertrauen. In seinen Körper, in sein Baby, in die Natur oder auch den lieben Gott, wenn man an ihn glaubt. Das musste ich lernen.

Was ich auch lernen durfte, ist, dass ein Kind zu verlieren, ebenso mit Vertrauen zu tun hat. Mit Vertrauen darauf, dass es weitergeht. Manchmal in kleinen Schritten: der Marienkäfer auf dem Herzchen aus Stein, den ich als Grabstein für meinen Sohn bemalt hatte. Manchmal in großen: wenn Rosa mein Gesicht zwischen ihre kleinen Händchen nahm, mir einen feuchten Kuss auf die Lippen drückte und sagte: »Mama, du bist sön wie ein Gänseblümchen!« Resilienz nennt man in der Psychologie die Fähigkeit, schwierige Situationen im Leben ohne anhaltende Beeinträchtigung zu überstehen. Ich hatte meine Resilienz-Rosa.

Und wer denkt, ein Friedhof der Sternenkinder sei einer der traurigsten Orte der Welt, der täuscht sich. Einmal haben wir erlebt, dass Sternenkind-Eltern den Geburtstag ihres Kindes mit einem Clown und den Geschwistern dort gefeiert haben. Es war schön. Sehr schön. Meine Tochter rannte den Seifenblasen hinterher, alle lachten. Zwischen all den bunten Windrädern, den Kuscheltieren und Kerzen ist ein unsichtbarer Eltern-Geheimbund gesponnen, zu dem sonst keiner Zutritt hat. Die »Alten« lächeln den »Neuen« an den frischen Gräbern zu. Ihre Blicke sagen: »Es wird besser, du bist nicht allein.«

Wenn Rosa heute von irgendjemandem, der es eben nicht besser weiß, gefragt wird, ob sie sich denn nicht ein Geschwisterchen wünsche – *zwinker, zwinker* –, sagt sie ganz natürlich und ohne jegliche Traurigkeit: »Ich hab doch eins! Mein Brüderchen Ferdi. Der wohnt im Himmel und passt auf mich auf.« Manchmal spricht sie sogar mit ihm, erzählt ihm, dass man von Sauerkraut pupsen muss, oder sammelt irgendetwas für sie Wertvolles von der Straße auf, was sie ihm später aufs Grab legt.

Nun bin ich also wieder schwanger. Und die Geschichte von Ferdi macht den Weg unserer erneuten Schwangerschaft natürlich schwerer. Andererseits nehme ich jetzt jeden Tag, an dem ich das neue kleine Leben behalten darf, als ein Geschenk an und bin dankbar für die Momente, in denen der Gedanke an mein Baby mich glücklich macht.

Ich bin eine Mama von drei Kindern. Und das werde ich in meinem Herzen immer bleiben, ganz gleich, wie viele von ihnen man später von außen sehen wird.

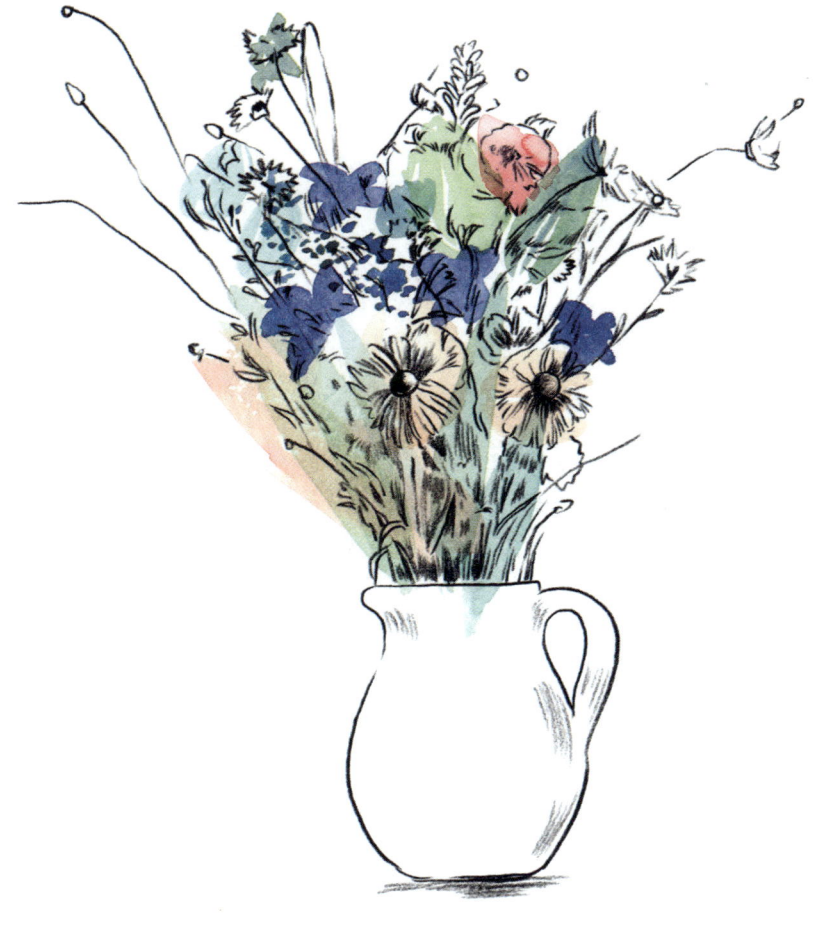

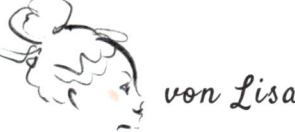

von Lisa

Ein Foto und seine Geschichte

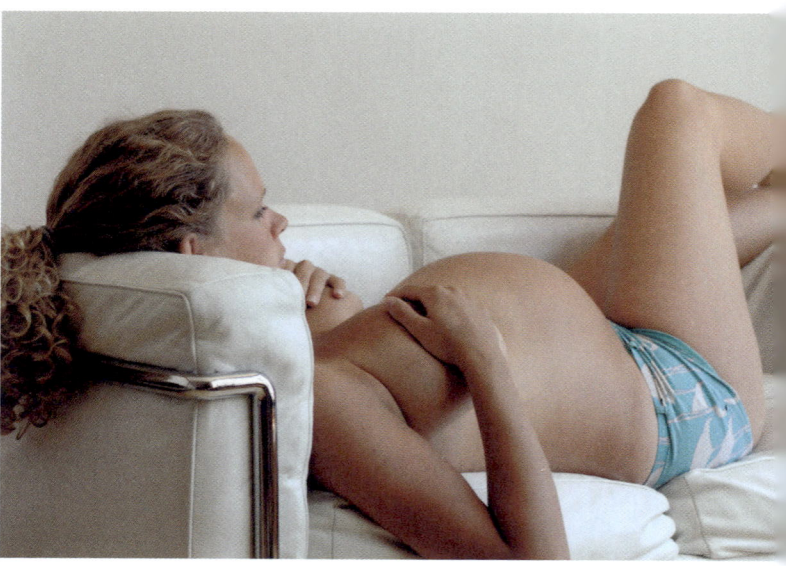

Auf diesem Foto sehe ich endlich mal nicht aus wie ein Schrubber. Denn ja, auf den meisten sah ich so aus, nachdem ich wochenlang oft nicht einmal Wasser bei mir behalten konnte durch die Übelkeit. Rein körperlich befand ich mich hier also auf dem Weg der Erholung, alles war nun auf Schwangerschaft umgestellt.

Und trotzdem: Als ich das erste Mal in die Bahn stieg und mir jemand einen Platz anbot, war ich erst mal so perplex, dass ich verdattert dankend ablehnte und mich dann insgeheim ärgerte, denn ich hätte den Platz vor lauter Schmerzen im Iliosakralgelenk am Steißbein gut gebrauchen können.

War ich jetzt mit meinen jungen Jahren also plötzlich hilfsbedürftig? Krass, offenbar wurde ich so wahrgenommen. So ein ganz bisschen machte mir auch unsere finanzielle Lage Kopfzerbrechen ... Würden wir das mit Baby wohl alles gewuppt bekommen? Mein Studium hatte ich noch nicht beendet, ich hatte es für eine Ausbildung unterbrochen. Und die würde ich bis zur Geburt zwar noch beenden, aber einen Vertrag würde mir das Unternehmen als Mutter wohl nicht anbieten. Ob ich wohl später nur noch über Windeln und Babyausscheidungen reden würde? Irgendwie war ich in dieser Zeit auch schon zu dick für meine normale Kleidung, aber noch zu dünn für Umstandsmode. Ein doofer Zwischenzustand, der mich in so mancher Situation verletzlicher machte, als ich es mir zugestehen wollte.

Ich schlief auch einfach nicht mehr gut, weil ich jetzt schon dauernd auf die Toilette musste, auch nachts. Ob mich das Nichtdurchschlafen schon mal an die Zeit nach der Geburt gewöhnen sollte? Plötzlich übersah man mich auch, alle sahen nur noch den Bauch, nicht mehr mich. *Danke, meinem Bauch geht's ganz gut, mir aber auch,* hätte ich ihnen manchmal gern entgegengepfeffert ...

Es war die Phase des Realisierens: Ich war jetzt einfach nicht mehr nur noch ich.

Zum Glück fühlte ich mich wenigstens in meiner Haut nun ein bisschen wohler.

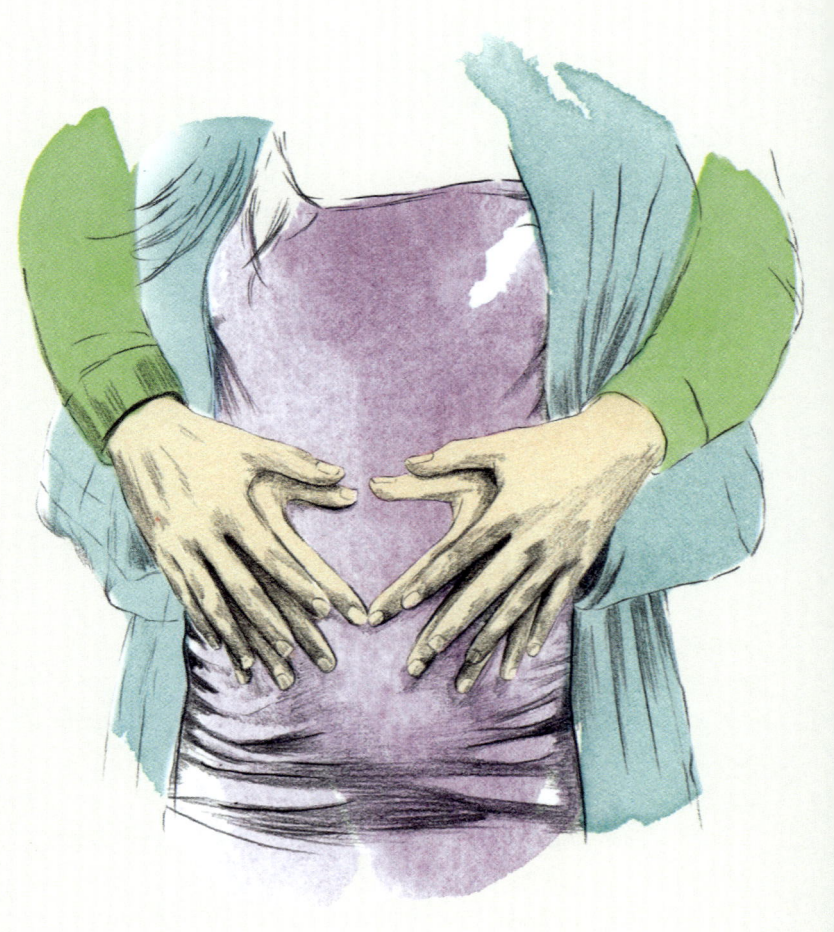

Wow,
bin ich
verknallt

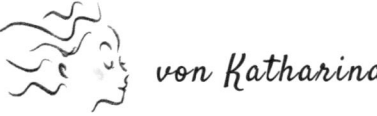
von Katharina

Eltern werden – wie krass ist das denn?

Wenn aus Liebe Leben entsteht, wenn aus Frau und Mann Eltern werden, wenn aus einem Paar eine Familie wird … dann ist das mit nichts vergleichbar. Es verändert die Zweier- in eine Dreierbeziehung, es setzt die Partnerschaft auf eine neue Ebene. Wie durch Watte nehmt ihr wahr, wie aus einer Leidenschaft etwas ganz Neues entsteht. Die Liebe wächst exponentiell, es kommt einfach ganz viel mehr hinzu. Die Liebe zu eurem Kind, die euch von nun an für immer begleiten wird. Was für eine Verbindung!

»Hast du Zeit für ein gemeinsames Mittagessen?«, schrieb ich meinem Mann an einem Frühlingsmorgen per SMS ins Büro. Ich hatte frei und gerade wohl das Aufregendste gemacht, was eine Frau in ihrem Leben machen kann: auf einen kleinen Plastikstreifen gepullert. Ich war dann nervös zwei Minuten durchs Badezimmer getigert, und schließlich waren da – UN-GLAUBLICH – tatsächlich zwei rote Streifen. Schwanger. Ich! Wie. Krass. Ist. Das. Denn?

Würden wir jetzt wirklich Eltern werden? Diese Nachricht musste ich erst mal sacken lassen. Ich weiß noch, dass ich dachte: Wow, wie sich das alles zwischen uns entwickelt hat. Wer hätte das gedacht auf dieser Party vor vielen Jahren, als wir uns das erste Mal geküsst hatten. Wir waren echt jung damals, waren völlig ineinander vernarrt. Stundenlange Telefonate, schreckliche Sehnsucht, dann der erste große Schritt mit der gemeinsamen Wohnung. Ein paar Jahre lang DINKs – also »double income, no kids« –, viele Partys, schöne Urlaube, totale Freiheit. Und nun: Alles neu, unser Leben würde sich komplett verändern. In mir ein buntes Kuddelmuddel aus Vorfreude, Bammel, Nervosität, Liebe und die wichtige Frage: Wie sag ich es ihm bloß?

Es gibt ja die romantischsten Wege, dem werdenden Papa vom Nachwuchs zu erzählen. Wer das bei YouTube eingibt, kann sich stundenlang Videos dazu anschauen. Unglaublich, wie kreativ manche Frauen sind. Niemals, und ich meine wirklich NIEMALS, könnte ich so was planen. Denn ich könnte das Geheimnis auf keinen Fall so lange für mich behalten. Genau deshalb schrieb ich auch wenige Minuten nach dem positiven Test diese SMS mit der Frage nach einem gemeinsamen Mittagessen an meinen Mann. Ich wollte es ihm einfach so schnell wie möglich sagen.

Zweieinhalb Stunden später saß ich mit meinem Mann im Restaurant, wir hatten gerade Thai-Curry bestellt. Ich grinste ihn an und sagte es geradeheraus: »Glückwunsch, du wirst Papa.« Mein Mann starrte mich ungläubig an, ließ die Gabel langsam sinken und vergrub den Kopf in seinen Händen. Huch, waren da Spuren von Tränen? Dann stand er auf und nahm mich in den Arm. Er reagierte so, wie ich ihn kenne: ruhig und liebevoll.

Diese Eigenschaften zeichnen ihn auch heute aus. Er ist der coolere Elternteil von uns, war er von Beginn an. Während ich in der Schwangerschaft immer wieder Zweifel hatte, ob wir wirklich schon bereit für ein Baby sind, war er die Ruhe selbst. Sogar als es bei einer Vorsorge einen Befund gab, der den Ärzten etwas Sorge bereitete und mich in Panik versetzte, blieb er zuversichtlich. Wie oft dachte ich abends auf dem Sofa, wenn er mir die dicken Schwangerschaftsfüße massierte: Das mit uns ist jetzt für immer. Aus der Nummer kommen wir nicht mehr raus ...

Und damit meinte ich nicht unsere Ehe. Ehen können scheitern, in Deutschland jede dritte. Laut Statistik ist es also gar nicht so unwahrscheinlich, dass wir nicht bis zum Lebensende mit Herzchen in den Augen nebeneinander herlaufen. Das aber meinte ich gar nicht, ich meinte damit dieses Eltern-Dings. Egal, wie unsere Beziehung sich weiterentwickeln würde, wir würden für immer durch dieses Kind verbunden bleiben. Schließlich war dieses Wunder in meinem Bauch zu gleichen Teilen aus ihm und mir. Selbst wenn wir also eines Tages kein Liebespaar mehr sein sollten – Eltern bleiben wir für immer.

Als mir das bewusstwurde, wurde mir auch klar: Die Entscheidung, gemeinsam ein Kind zu bekommen, ist das Romantischste und Wildeste, was ein Paar tun kann. Es ist die größte Verantwortung, die härteste Prüfung, das schönste Geschenk, das festeste Band. Er und ich – wir gingen nun also gemeinsam auf dem Abenteuerpfad der Elternschaft. Und ich bin zutiefst dankbar, dass wir das Hand in Hand taten – und bis heute tun.

Ein Gruß an den werdenden Vater

Vielleicht verhält sich deine Partnerin gerade anders, ist manchmal aufbrausend oder unkontrolliert, und du weißt nicht, wie du sie wirklich unterstützen kannst. Klaus Althoff ist Führungskräftetrainer, Teamcoach und sechsfacher (Patchwork-)Vater. Er leitet die Väterkurse im artgerecht-Projekt und hat gemeinsam mit Erziehungsexpertin Nicola Schmidt einen Geburtsvorbereitungskurs für Väter in Buchform geschrieben. Hier wendet er sich an den »schwangeren Mann«.

Life is a rollercoaster – und das gilt auf jeden Fall für die Schwangerschaft. Gerade in den ersten Wochen ist bei frischgebackenen Eltern oft ein buntes Hormonkino am Start. Von Wolke sieben bis zum tiefsten Misery Blues ist alles drin. Plus sämtliche Schattierungen dazwischen. Jetzt solltest du so liebevoll wie möglich deinen Mann stehen. Und das heißt erst mal: anerkennen, was ist. Da sein und mitfühlen. »Ja, ich sehe dich! Ich bin dein Mann. Ich bin bei dir. Ich fühle mit dir.« Spar dir jedes »Ist doch nicht so schlimm« (sie fühlt, was sie fühlt, und ihre Gefühle sind wichtig) und strahle Zuversicht aus: »Wir machen das gut. Wir können uns aufeinander verlassen. Wir sind ein Team. Wir schaffen das. Ich liebe dich!« Denn wie heißt es im Song von Ronan Keating? Life is a rollercoaster – just gotta ride it!

Vielleicht weißt du nicht, was du antworten sollst, wenn sie sich unwohl fühlt in ihrer Haut, den Bauch kannst du ihr ja nun mal nicht abnehmen. Und wirklich: Du kannst und musst als Mann und werdender Vater nicht die Lösung aller Probleme sein. Der Homo sapiens ist eine »kooperativ aufziehende Art«. Das heißt im Klartext: Deine Partnerin braucht neben deiner Unterstützung vor allem auch die Nähe anderer Frauen. Mütter, Freundinnen, Schwestern, Nachbarinnen, Cousinen, andere Schwangere oder ältere Damen – alle können diese Rolle übernehmen. Wer es am Ende ist und wie viele, das entscheidet deine Partnerin. Aber vielleicht unterstützt du sie, sich besonders in dieser Zeit auch mit Frauen zu umgeben, sich ein Dorf zu schaffen, einen Clan – im Geburtsvorbereitungskurs, in der Nachbarschaft, im Bekanntenkreis. Diese Verbindungen sind nicht erst dann Gold wert, wenn das Kind geboren ist, ihr braucht sie schon jetzt und solltet Energie investieren.

IN EIGENER SACHE

In diesem Kapitel geht es viel um Partnerschaft. Uns ist bewusst, dass nicht alle schwangeren Frauen ihr Kind innerhalb einer intakten Beziehung bekommen. Umso wichtiger ist es uns aber zu betonen: Niemand muss das allein schaffen! Es kann auch eine Freundin sein, die dich begleitet und die an dich glaubt. Deine Mama. Der werdende Pate. Oder einfach ein vertrauter Mensch. Jemand, der für dich da ist. Der sich deine Sorgen anhört und sich mit dir freut. Gefühle teilen lohnt sich immer!

Vielleicht fragst du dich, wie du schon Kontakt zum Baby aufnehmen kannst.

Familie ist Teamwork. Und dieses Team zu stärken, damit können wir schon ganz früh anfangen. Die gute Nachricht ist: Es ist einfach! Babys nehmen im Mutterleib so viele Reize aus der Umgebung auf, dass es schon reicht, wenn du präsent bist. Frage deine Partnerin, ob du deine Hände sanft auf ihren Bauch legen darfst, sprich liebevoll mit Mutter und Kind. Ja, sprich dein Kind an, denn es hört dich. Wir Eltern müssen bei solchen Aktionen keine Scheu haben, denn außer uns dreien hört ja niemand zu. Dein Kind wird dich hören. Deine Partnerin auch. Und irgendwann wirst du spüren, dass sich euer Kind unter deinen Händen bewegt. Du kannst es sanft streicheln, und du wirst merken, dass es auf deine Berührungen reagiert. Wenn euer Kind da ist, habt ihr bereits ersten Kontakt aufgenommen, und das ist nachweislich gut für eure Beziehung.

Vielleicht hast du ein bisschen Zukunftsangst wegen Job, Finanzen und allem Drumherum.

Wir bekommen unsere Kinder in der Rushhour des Lebens: auf der Zielgeraden der Ausbildung oder wenn der Job gerade richtig brummt und die ersehnte Karriere winkt. Jetzt heißt es, eine Familie zu ernähren, am besten gleich das Traumhaus zu planen. Aber zuerst brauchen wir ein größeres Auto. Und die Mietwohnung muss auch noch renoviert werden! Hilfe! Schaffen wir das alles? Ja und nein, aber das macht nichts! Denn die magische Formel lautet: Wir müssen das gar nicht alles schaffen. Was wir Eltern jetzt am dringendsten brauchen, ist Zeit und Energie für unsere Kinder. Babys brauchen keinen Platz. Sie brauchen kein *Schöner Wohnen*-Zuhause und keinen Kinderwagen zum Preis eines Kleinwagens. Sie brauchen Liebe und Zuwendung. Und Eltern, die für sie da sind.

Also im Zweifelsfall einen Gang zurückschalten, die Füße hochlegen und den Babybauch streicheln. Unsere Kinder werden es uns danken.

Vielleicht ist sie manchmal neidisch auf dich, weil du weiter rausgehen und Wein trinken kannst.
Und das ist ja eigentlich auch verständlich. Schließlich konntet ihr »früher« gemeinsam losziehen, ohne euch zurückzunehmen. Fest steht aber: Es ist eine sehr gute Idee, als Schwangere nicht zu rauchen und keinen (wirklich keinen) Alkohol zu trinken. Die Guideline des Schweizer Hebammenverbands sowie die Deutsche Hauptstelle für Suchtfragen konstatieren hierzu ebenso humorlos wie korrekt: Es gibt »keinen Schwellenwert unterhalb dessen der Konsum unbedenklich wäre«, sowie: »Alle alkoholbedingten Folgeschäden bei Neugeborenen sind zu hundert Prozent vermeidbar!« Du könntest deine Partnerin also in ihrer Abstinenz unterstützen. Viele Paare üben sich daher heutzutage in Solidaritätsabstinenz. Gleiches Recht für alle. Das ist eindeutig die sauberste Lösung. Und es ist die beste Übung für dein Leben mit Baby. Denn auch das solltest du später lieber nüchtern knuddeln.

Vielleicht hast du Sorge um eure Beziehung, wenn plötzlich noch ein dritter Mensch da ist.
So wunderbar das Leben mit einem kleinen Baby auch ist, es ist ein völlig anderes als das, das wir vorher kannten. Fachleute sagen: Wenn die Beziehungsqualität vor der Geburt hoch ist, macht sich das bereits im Wochenbett positiv bemerkbar. Paare, die schon in der Schwangerschaft ein gutes Team sind, haben bessere Chancen, den Familienalltag zu meistern. Also lohnt es sich, in der Schwangerschaft Energie und Liebe in die Beziehung und in das neue Familienteam zu investieren. Nehmen wir uns Zeit füreinander! Sprechen wir über unse-

re Vorstellungen von der gemeinsamen Zukunft! Ängste und Sorgen dürfen wir auch aussprechen. Loben wir einander! »Das machen wir gut!« Und nehmen wir uns in den Arm! Das Baby ist ja immer dabei. So wird aus dem starken Duo ein Traumteam!

Tagebuch-Eintrag von Lisa

SO VERLIEBT INS BABY

Das Kleine hat zum ersten Mal an meine Bauchdecke gestupst. Nein, sicherlich nicht, aber zumindest hab ich's zum ersten Mal gespürt!!!! Der absolute Wahnsinn, wirklich. Morgens merkte ich es, war mir aber noch nicht sicher. Und abends klopfte es dann wieder. Am Tag drauf gab es dann keinen Zweifel mehr. Es pochte und wippte und trat, dass es mich ganz rührselig machte. Babyklopfen fühlt sich ungefähr so an, als würde jemand mit einer Minimalerrolle gegen den Bauch stupsen und sie dann kurz abrollen. Unromantischer könnte man es auch als tiefergelegten Pups oder Bauchgrummeln interpretieren. Aber wie schön ist es bitte, morgens zerknittert aus dem Bett aufzustehen, und plötzlich stupst etwas von innen, als wollte es sagen: *Haaaalllo, ich bin auch schon wach!* Außerdem weiß man so immer, dass es ihm gut geht und dass es lebendig und munter ist. Das machte mir vorher immer die größte Sorge. Und so hat auch endlich der Papa etwas Greifbares von dieser Schwangerschaft.
(Mittlerweile strampelt das Kleine, als wolle es mein Fruchtwasser zu Käse quirlen.)

Ein fettes Dankeschön!

Liebe ist das Größte! Diese Liste könnt ihr euch vorlegen, wenn ihr euch selbst gerade nach Komplimenten sehnt – quasi als kleine Inspiration ...

☀ Danke, dass du dir die Geschichten zu meinen Albträumen anhörst und mich immer noch ernst nimmst.

☀ Danke, dass du dich über den ersten Bauchansatz so rührend mitgefreut hast. Wer hätte das damals gedacht, als wir uns kennenlernten?

☀ Danke, dass du dir schon jetzt Gedanken machst, was für ein Vater du werden willst.

☀ Danke, dass du mir zum Bergfest (20. Woche erreicht!) einen Liter Eis geschenkt hast. Ich werde dir das nicht vergessen. Ab jetzt wird die Schwangerschaftszeit rückwärts gezählt.

☀ Danke, dass du mit mir über bis dato völlig abwegige Themen wie Nabelschnurbluteinlagerungen und Hämorrhoiden lasern diskutierst und nicht schreiend wegrennst.

☀ Danke, dass du mich hormonverschwitzt in Jogginghosen genauso magst wie sonst mit Parfum und in Alltagskleidung.

☀ Danke, dass du verstehst, dass ich weder Schwangerschafts-Yoga noch Schwimmen leiden kann.

☀ Danke, dass du meine Linea Nigra, den Strich vom Bauchnabel nach unten, so abfeierst.

☀ Danke, dass du abends im Bett mit mir Kinderhörspiele hörst, um mich von der großen Verantwortung abzulenken, die da jetzt auf uns zukommt.

- Danke, dass du mir Obstsalat schnippelst, wenn ich wieder nach Schokolade rufe.
- Danke, dass du dir nicht zu schade bist, mir Salbe für vaginalen Juckreiz zu besorgen.
- Danke, dass du mit mir zusammen vor Lachen zusammenbrichst, wenn uns jemand empfiehlt, die Dammmassage in unser Sexleben einzubetten.
- Danke, dass du neulich ein Kerzchen für unser Kleines angezündet hast. (Wie süß!!!)
- Danke, dass du meine Sorgen vor jeder Ultraschalluntersuchung ernst nimmst.
- Danke, dass du nicht nur mich, sondern auch unser Ungeborenes schon jetzt so sehr liebst.
- Danke, dass du mich manchmal bemutterst, obwohl ich jetzt selbst Mutter werde.
- Danke, dass du dir schon jetzt Gedanken um einen finanziellen Ausgleich für die Zeit machst, die ich beruflich verpasse.
- Danke, dass du mich weiter als Frau siehst – denn die bleibe ich ja trotz der Mutterschaft.
- Danke, dass du mir sagst, dass ich schön bin, auch wenn ich mich gerade gar nicht so fühle.
- Danke, dass du meine Hand hältst – immer wenn ich das brauche.
- Danke, dass du meine manchmal völlig bekloppten Ideen ernst nimmst.
- Danke, dass du dich traust, mit mir eine Familie zu gründen.
- Danke, dass es dich gibt.

Verteilt Arbeitspakete gerecht – schon jetzt!

Manchmal kommt vielleicht die Wut in dir hoch: Alles muss ich hier alleine machen. Niemand kann mir die Schwangerschaft abnehmen, ich bin die Einzige, die hier Verzicht leisten muss, dauernd muss ich zum Arzt oder tut mir was weh, ich darf nicht trinken und essen, was ich will, und liege nachts oft wach. Was also tun?

Zunächst einmal: Ja, du hast recht mit all dem! Und das darf dich auch mal wütend machen. Genau diese Wut führt nämlich dazu, dass du etwas verändern willst. Deine Arztbesuche und Zipperlein kann dir zwar niemand abnehmen – alles andere aber eben schon. Wie wär's, wenn du einfach ganze Arbeitspakete abgibst als Ausgleich zu deinen Entbehrungen?

GUTE NACHRICHT: ALLES, WAS MIT SCHWANGERSCHAFT, GEBURT UND STILLEN ZU TUN HAT, KANN NUR VON DIR ERLEDIGT WERDEN. ALLES ANDERE KANN AUCH JEMAND ANDERS ÜBERNEHMEN.

Das ganze Arbeitspaket Einkaufen zum Beispiel. Oder Reiseplanungen. Oder Kochen. Oder Sich-um-Geburtstagsgeschenke-Kümmern. Wenn ihr schon jetzt in der Schwangerschaft für eine gerechte Aufteilung sorgt, erstickt das nämlich viele aufkeimende Konflikte bereits im Keim! Diese Methode empfehlen auch Mental-Load-Expertinnen wie Laura Fröhlich. Wir durften ihr zwei wichtige Fragen stellen:

Was genau ist Mental Load?

Das ist all die Kopf- und Kümmerarbeit, die in der Familie stattfindet und zu einer mentalen Belastung führt, weil diese Arbeit nie aufhört und unsichtbar ist. Familienorganisation, Haushalt, Einkaufslisten – es gibt so viele Dinge, an die es zu denken gilt. Das »An-alles-denken-Müssen« führt dazu, dass es immer schwerer fällt, abzuschalten oder sich um sich selbst zu kümmern. Man könnte es auch als häusliches Burn-out bezeichnen.

Was ist das Problem daran, wenn einer sagt:»Hättest du doch was gesagt?!«

»Hättest du doch was gesagt, dann hätte ich dir geholfen« bedeutet, dass der, der das sagt, sich nicht in der Verantwortung sieht, an diese Arbeit zu denken oder sie ausführen zu müssen. Wer sich nur als Assistent(in) zu Hause betrachtet, nicht aber als Vollverantwortliche(r), überlässt die Denk- und Kümmerarbeit jemand anderem, der dann eher unter Mental Load leidet.

Schreibt euch doch ruhig jetzt schon mal auf, welche Arbeitspakete bei euch so anfallen – und teilt sie dann auf. Setzt immer nur einer Person den Hut auf, das ist der Trick!

Sex mit Schwangerbauch?

Nun hat das Bienchen also zum Blümchen gefunden: Müssen wir dann wirklich jetzt auch noch über Sex reden? Na klar, denn im Körper verändert sich so einiges. Zwillingsmutter Annabell Neuhof von *Sex lieben – Ohjaaa!* gibt uns Einblicke in Liebe und Lust. Für ihre TV-Sendung und ihren Podcast im WDR interviewt sie Expertinnen rund um dieses Thema – und liebt mittlerweile selbst viel freier und besser.

Das Auf und Ab der Lust

Lasst euch beruhigen, falls in eurem Kopf und Bett gerade Flaute herrscht. Gerade am Anfang einer Schwangerschaft geht es vielen Frauen so – und sie haben eher weniger Lust auf Sex. Vielleicht ist euch gerade entsetzlich schlecht, oder

GEMEINSAME VORFREUDE

Ihr habt nun euer beider Erbgut in den Mixer geworfen. Dein Kind wird blutsverwandt mit seinen Eltern und Geschwistern sein. Sein Kind wiederum mit deinen Familienmitgliedern. Ist das nicht irre? Sich dazu zu fragen, wessen Nase das Baby wohl bekommen wird, ob es eher rheinischen Frohsinn mitbringt oder westfälische Verlässlichkeit oder sogar beides. Ob es wohl all eure positiven Eigenschaften einfach in einer Person hervorbringen wird. Hach.

ihr habt die Sorge, ob die Schwangerschaft stabil bleibt. Ich selbst hatte auch mit schlimmer Übelkeit zu kämpfen und weiß kaum noch, wie ich diese erste Zeit überstanden habe. Später, wenn es in Richtung Geburt geht, ist der Bauch dann eventuell so groß, dass euch womöglich eher nach Platzen als nach Sex zumute ist. Das ist total okay, total normal. Es ist eure Schwangerschaft, also tut nur das, was euch wirklich guttut. Formuliert offen und klar, wonach euch gerade ist und wonach nicht. Falls ihr gar nicht genug Sex bekommen könnt und dauernd Lust habt: Besprecht auch das. Und genießt eure Lust! Tatsächlich kommt das durch die bessere Durchblutung gar nicht mal so selten vor.

Solosex in der Schwangerschaft
Zugegeben: Das ist schon alles wirklich eine krasse Sache. Plötzlich wächst da ein neuer Mensch in einem heran. Die Brüste tun vielleicht weh, der Bauch zieht, alles verändert sich, der eigene Körper erscheint plötzlich fremd. Gleichzeitig ist das aber auch eine hervorragende Gelegenheit, ihn neu kennenzulernen: zum Beispiel durch Solosex. Wie fühlen sich die neuen Kurven an? Was tut gut? Hat sich was verändert, was ich mag? Ich empfehle hier jeder Schwangeren eine große Portion Selbstliebe, denn was der Körper da gerade leistet, ist ein Wunder! Denkt dran: Was sich für euch gut anfühlt, tut euch auch gut! So einfach ist das. Ein wichtiger Gedanke noch: Sex ist viel mehr als Geschlechtsverkehr. Es gibt so viel mehr Möglichkeiten, sich zu lieben. Vielleicht ist es eine Weile nur gegenseitiges Streicheln und Halten, vielleicht fasst sich

jeder auch mal nur selbst an. Verabschiedet euch von alten Denkmustern, das kann sehr befreiend und aufregend sein!

Selbstbewusstsein und Sex

Dass eine Frau ein sexuelles Wesen ist – egal, ob sie Kinder hat oder nicht –, scheint in vielen Köpfen noch nicht angekommen. Mütter werden oft auf einen Thron gehoben, als Heilige sozusagen. An Sex ist dann nicht mehr zu denken. Oder wir denken an den Begriff »Milf« (mother I'd like to fuck), ein noch recht neues Phänomen, und es hat als beliebte Pornokategorie einen sehr faden Beigeschmack. Für uns Frauen gilt: Steht selbstbewusst und selbstbestimmt zu eurer Lust. Gerade jetzt lohnt es sich noch mal doppelt, für ein Sexleben nach eurem Geschmack einzustehen. Und wenn das viel ist: bitte sehr. Just go for it. Guter Sex macht stark, selbstbewusst und glücklich. Auch in der Schwangerschaft, denn guter Sex trägt uns durch so manches Hormontief. Genauso habt ihr jedes Recht, zu eurer Unlust zu stehen. Sex als Notlösung, damit der Partner Ruhe gibt, macht keinen glücklich.

Sex-Talk zu Hause

Hier ist jetzt kein verruchter Dirty-Talk mit Säuseln am Telefon gemeint. Nein! Werdende Eltern sprechen über so vieles im Vorfeld: Wer geht wann wieder arbeiten, wer zahlt was, wer hat wann auch mal Zeit für sich, wenn das Baby erst mal da ist? Toll wären auch diese Fragen: Wie wichtig ist uns eigentlich Körperlichkeit? Wie gehen wir damit um, wenn nach der Geburt mal eine längere Sexpause ist? Wollen wir uns bewusst Zeit für Zärtlichkeiten nehmen, wenn das Kind da ist? Schmeißt alles dazu auf den Tisch und redet darüber – so entsteht später weniger Frust. Und wenn es dann doch anders kommt: Okay, dann plant ihr noch mal um. Übung im Miteinanderreden habt ihr dann ja schon.

142

Aber, aber, aber ... alles so anders!

Vaginale Untersuchungen, Check des Gebärmutterhalses, Fruchtwassermessungen, Gewichtskontrolle, CTG, die Gebärmutter als Heimat für ein Baby – plötzlich sind die Sexualorgane ziemlich entkoppelt von Lust und Sex. Die Schamgrenze verschiebt sich, am Ende der neun Monate hat man fast das Gefühl, man könnte sich auch gleich auf einem Marktplatz entblättern. Unser Unterleib steht unter ständiger Beobachtung und ist gerade vor allem dafür da, ein Kind entstehen zu lassen. Da fällt zu Hause vielleicht manchmal auch das Umschalten nicht so leicht. Wieder in Einklang mit seinem Körper zu kommen, ihn auch noch mal sinnlich wahrzunehmen statt als reine Gebärmaschine. Auch hier kann Liebkosung guttun. Egal ob durch Selbstbefriedigung oder durch einfühlsame Nähe mit der großen Liebe.

Wenn ihr demnächst im Geburtsvorbereitungskurs sitzt, dann überlegt euch doch gern mal, wie es die anderen Teilnehmerinnen zu dieser Schwangerschaft gebracht haben könnten, hehe, herrliches Kopfkino, hilft einfach immer gegen Langeweile – auch später auf Kita-Elternabenden übrigens sehr empfehlenswert ...!

Interview

Partnerschaft: »Es braucht gegenseitiges Verständnis«

Dr. Valentina Rauch-Anderegg ist nicht nur Mutmacherin und Beraterin für Paare, sie bringt uns als Psychologin und Psychotherapeutin auch die Sicht der Forschung näher. Ihren Doktortitel hat sie im Rahmen der Studie »Paare werden Eltern« an der Universität Zürich erlangt. Sie ist selbst Mutter und weiß daher auch aus persönlicher Erfahrung, wie sich der Übergang zur Elternschaft und der Alltag mit Baby anfühlt.

Frau Rauch-Anderegg, wie gehe ich damit um, wenn der Partner nicht so euphorisch die Schwangerschaft miterlebt? Wenn er auf den Test erst mal verhalten reagiert, sich zurückzieht, wenn er es viel später erzählen will als man selbst, wenn ihm egal ist, wie das Kinderzimmer eingerichtet, wie der Kinderwagen beschaffen sein sollte, wenn er meint, es müsste auch mal über etwas anderes geredet werden als über das Kind ...

Ein positiver Schwangerschaftstest kann ganz unterschiedliche Emotionen auslösen, und diese können sich auch innerhalb einer Person während der Schwangerschaft unterscheiden. So kann man sich anfangs freuen und kurz vor der Geburt dann doch nervös, angespannt oder ängstlich werden. Die Geburt eines Kindes geht mit vielen Veränderungen einher. Diese Veränderungen und die resultierenden Anforderungen können bei den Eltern Stress auslösen. Stress meint das subjektive Ungleichgewicht zwischen den Anforderungen und den eigenen Bewältigungsmöglichkeiten. Anforderungen, aber auch Bewältigungsmöglichkeiten können von außen oder von innen kommen.

Wie gehe ich damit um, wenn der Mann irgendwann keinen Sex mehr will, weil ihn der Bauch hemmt oder er Angst hat, etwas »kaputt zu machen«? Wie kann ich andersherum kommunizieren, wenn ich gerade keine Lust habe?
Sprechen Sie beide offen über Ihre Wünsche und Bedürfnisse. Man kann auch mit einer Fachperson Rücksprache nehmen, ob der Sex immer noch okay ist oder nicht. Dies hilft manchmal, Hemmungen zu reduzieren. Fällt es schwer, kann man sich auch schreiben – etwa eine SMS im Vorfeld, dass man Lust hätte. Oder man vereinbart eine nonverbale Handlung. Zum Beispiel: Angezündete Kerze im Bad bedeutet »Ich habe Lust«. Sieht der andere die Kerze, kann er entweder den nächsten Schritt machen oder einfach die Kerze auspusten.

Was meinen Sie – worüber streiten sich Paare außerdem noch häufig in der Schwangerschaft, und wo sind die Knackpunkte, auf die wir achten sollten?
Das kommt sehr auf das Paar und seine Vergangenheit an. Kennen sich die Partner noch nicht lange, so können es andere Themen sein als bei einem Paar, das schon lange vor der

Schwangerschaft eine Beziehung führte. Meist ist die Kommunikation vor der Geburt eher positiv, und man kann weniger negative Kommunikation beobachten. Dies ist vielleicht eine Art Nestschutz, dass man sich auf die Geburt vorbereiten will. Anschließend kommt es postpartal oft zu einem Anstieg der negativen Kommunikation und zu weniger Unterstützung in der Partnerschaft. Weil die Zeit nach der Geburt so viele Ressourcen fordert, kann es durchaus helfen, wenn man versucht, schon vor der Geburt eine gewisse Gesprächskultur und partnerschaftliche Unterstützung zu etablieren.

Voraussetzung für adäquate Unterstützung ist Verständnis für den Stress des Partners. Die Festlegung von Rollen als Sprecher und Zuhörer kann helfen, schafft Struktur im Gespräch und ermöglicht es, sich mitzuteilen, ohne verletzt zu werden. Das Sprechen über eigene Gefühle gibt dem Zuhörer die Möglichkeit, sich in die Situation des Partners hineinzuversetzen, mitzuschwingen, und ist anschließend angemessen zu unterstützen.

Da hilft es, wenn der Sprecher bei der konkreten Situation bleibt und nicht »alte Geschichten« aufwärmt. Wenn er Ich-Botschaften sendet, statt Vorwürfe auszusprechen, Erklärungen sucht, warum etwas als Stress empfunden wurde. Für den Zuhörer gilt: aktiv und interessiert hinhören und eine zugewandte Körperhaltung. Gegebenenfalls das Gesagte zusammenfassen und noch mal wiedergeben und zudem die offenen W-Fragen: wie, wo, wer, was, warum.

Eine passende emotionale Unterstützung kann nur auf der Basis von Verständnis (»Ich sehe, wie schwierig diese Situation für dich ist«) gelingen und beispielsweise mit Empathie (»Es tut mir auch weh zu hören, dass du dich mit dem Kind zu Hause einsam fühlst«) und Wertschätzung (»Ich kenne dieses Gefühl selber und kann mir vorstellen, wie du dich gerade fühlst«) zum Ausdruck gebracht werden.

Wo können wir als Paar schon vor der Geburt gut einlenken, um auch nach der Geburt eine harmonische Beziehung zu führen? Wie können wir also das Paar, das wir sind, in die Elternschaft rüberretten? Sollten wir gewisse Dinge noch ganz bewusst zu zweit machen vor der Geburt?

Es kann helfen, sich zu überlegen, was einem an Paarzeit wichtig ist. Vielleicht muss man gar nicht ausgehen, sondern es reicht, sich regelmäßig die Füße zu massieren, ein Buch vorzulesen oder einen Film zu schauen. Auch hier hilft es, immer wieder (denn Bedürfnisse aller Beteiligten ändern sich, gerade weil die Kinder sich so schnell verändern) darüber zu reden, was man möchte und was man vermisst in der Partnerschaft. Vielleicht ist es mal rausgehen, vielleicht aber auch mal in Ruhe zu Hause frühstücken können. Sich gemeinsame Zeit einplanen ist für junge Eltern aber zentral. Dabei sollte man bedenken, dass die Regelmäßigkeit dieser Paarzeiten zentral ist und weniger die Dauer. Besser sind tägliche Zeiten füreinander, als große, spektakuläre, aber seltene Erlebnisse zu zweit. Nähe und Verbundenheit entstehen durch tiefe Gespräche, gemeinsame Aktivitäten und körperliche Nähe im Alltag – dafür braucht es möglichst häufige gemeinsam verbrachte Zeit. Der Übergang zur Elternschaft bietet Paaren die Chance, sich immer wieder an neue Gegebenheiten anzupassen und dadurch einen starken Zusammenhalt aufzubauen, der ihnen für alle weiteren Herausforderungen nützlich sein kann.

Eine Schwangerschaft ist ein einschneidendes Ereignis, das dauerhafte Veränderungen mit sich bringt. Das kann auch schon mal Angst machen oder Sorgen mit sich bringen. Menschen gehen unterschiedlich mit Extremsituationen um. Kann es sein, dass schon allein das Wissen und Bewusstmachen dessen zu mehr Verständnis innerhalb der Beziehung führt?

Mit der Geburt eines Kindes ändert sich sehr viel für die Eltern, das ist richtig. So können beispielsweise laut Studien bis zu 40 Stunden zusätzliche Hausarbeit pro Woche anfallen, welche zu 75 bis 80 Prozent von der Frau erledigt werden (obschon vor der Geburt die Aufteilung oft ausgeglichen ist). Viele frischgebackene Eltern berichten ebenso von veränderten Schlafrhythmen und Schlafmangel. Auch der eigentliche Tagesablauf wird den Bedürfnissen des Kindes angepasst. Gerade Ersteltern stellen sich den Alltag mit einem Kind oft anders vor, als er dann tatsächlich ist. Solche unerfüllten Erwartungen und Wünsche führen häufig zu Enttäuschung und Frust, besonders wenn sie unausgesprochen bleiben. Deswegen kann es sehr hilfreich sein, sich bereits vor der Geburt mit Erwartungen auseinanderzusetzen und sich mit dem Partner darüber auszutauschen. Denn oft sind es die unerfüllten Erwartungen, die zu Frust führen, und nicht die Erwartungen per se. Beispiel: Wenn ich erwarte, wegen Übermüdung die Küche nicht aufräumen zu können, ist das eine Sache. Wenn ich aber zudem erwarte (und ggf. auch nicht ausspreche), dass mein Partner dies macht und er es dann nicht macht, dann bin ich vermutlich gereizt und enttäuscht.

NAMENSFINDUNG

Wie viele Menschen ich nicht mag, wurde mir erst bei der Namenssuche für mein Kind bewusst. Die meisten kommen nicht in Frage. Aber mal im Ernst: Stellt euch vor, ihr müsstet den Namen eures Kindes sehr laut durch ein voll besetztes Zugabteil rufen. Fühlt sich das gut an oder komisch? Apropos: Es gibt mittlerweile sogar Apps, die sich beide Elternteile runterladen können und wo die möglichen Namen dann wie auf einer Dating-Plattform entweder nach rechts oder links gewischt werden können und ihr dann seht, welche Namen ein Match ergeben – ihr sie also beide mögt.

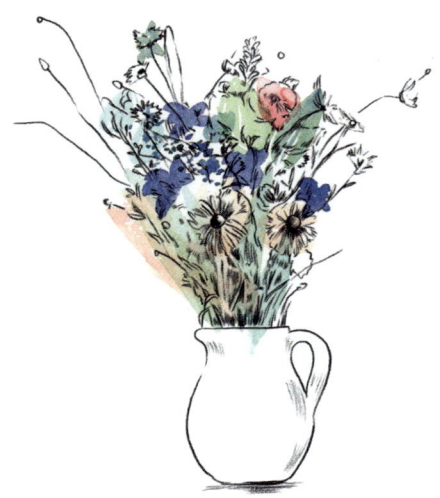

Immer mehr Liebe

Dass aus ihrer Freundschaft einmal eine so große Liebe erwachsen würde, hatte Emily nicht kommen sehen. Heute ist sie schwanger mit dem dritten Kind. Und mit jedem Jahr und jeder Schwangerschaft wächst die Liebe zu ihrem Theo weiter.

Die Schmetterlinge hatte ich immer bei anderen Kerlen. Komischerweise bei denen, die sich im Nachhinein als die größten Fehlgriffe herausstellten. Einer servierte mich ab, weil ich bald ins Ausland gehen würde. Ein anderer verließ mich, weil ich ihm zu anstrengend war – ich hatte Depressionen. Im Nachhinein bin ich einfach nur froh, dass mir Dopaminausschüttungen in meinem Hirn und Schmetterlinge im Bauch nichts vorgaukeln konnten. Denn dann kam Theo.

Lange Haare, lustige Sprüche, sehr charmant, etwas älter als ich und arbeitslos. Genau der Typ, mit dem man gern rumhing. Aber keiner für Heirat und Familie, wie sollte er die auch ernähren?

Manchmal flattert die Liebe nicht auf Schmetterlingsschwingen durchs offene Fenster ins Leben, sondern klopft zaghaft an die Hintertür, während die Prinzessin darauf wartet, dass irgendein Prinz an der Vordertür schellt. Manchmal dauert es eine Weile – oder Jahre –, bis sie merkt, dass der Prinz sein Ross nebenan unter einem Baum angebunden hat und im Schatten chillt, bis die holde Maid ihn endlich bemerkt.

Wahrgenommen hatte ich Theo schon länger. Ich war gern in seiner Nähe. Ich konnte gut mit ihm reden, Serien schauen, rumalbern. Und trotz seiner Arbeitslosigkeit, trotz seiner etwas wilderen Vergangenheit, ließ ich mich auf ihn ein. Was soll's, dachte ich, bin ja noch jung, wenn es nicht klappt, finde ich einen anderen. Verflixte sieben Jahre dauerte es, bis ich merkte, dass ich keinen anderen wollte.

Während sich meine Freundinnen mit Typen rumärgerten, die mit Anfang 30 noch nicht wussten, ob sie mal Kinder haben wollen, oder die meinten, ihre Frau solle lieber zu Hause bleiben, wenn Kinder da sind, hatte ich einen Partner, der sich schon lange Kinder mit mir wünschte. Der bereit war, für die Kinder in Teilzeit zu gehen (denn ja, er hatte Arbeit gefunden), mich meinen Job machen zu lassen, der überall mit mir hingehen würde, in jede Stadt, in jedes Land, Hauptsache, wir waren zusammen. Und ich? Zögerte noch immer.

Auf seinen ersten Heiratsantrag antwortete ich gar nicht. Wir schwiegen nur den Strand und das Meer an. Während in jeder zweiten Frauenzeitschrift erklärt wird, wie die Frau den Mann dazu motiviert, im Haushalt zu helfen (»klare Ansagen machen«, »loben«), hatte ich einen Partner, der morgens aufstand, um uns Frühstück zu machen, der gern für uns kochte, einkaufte und die Zahnpastatube zudrehte. Trotzdem zögerte ich.

Nach seinem zweiten Heiratsantrag schwiegen wir wieder, wir saßen abermals am Meer und schauten dem Sonnenuntergang entgegen.

Während in vielen Filmen und Serien noch immer der kühle, unnahbare Kerl gefeiert wird, der nicht zuhört und sich vor vollen Windeln ekelt, hatte ich einen Partner, der schon mal gewickelt hatte, alten Damen im Supermarkt Komplimente machte und meist genau wusste, was zu tun ist, wenn ich meine Tage hatte.

Seinen dritten Heiratsantrag beantwortete ich endlich mit einem »Ja«.

Als ich ihm den ersten positiven Schwangerschaftstest zeigte, kuschelte er sich mit mir aufs Sofa, und wir träumten von unserem künftigen Familienleben. Bald würden wir zu dritt sein. Vater, Mutter, Kind.

Theo hielt mich auch im Arm und ließ mich trauern, als die zweite Schwangerschaft auf sich warten ließ. Wir wünschten uns noch ein Baby. Er ertrug Arztbesuche, als ich Angst hatte, nie wieder schwanger werden zu können. Er tanzte mit mir und unserer Tochter durch die Wohnung, als endlich wieder ein Test positiv war.

Um mich nicht zu ängstigen, unterdrückte er Tränen und Panik, als bei der Geburt unseres zweiten Kindes ein schlaffes, fahles Bündel auf die Welt kam. Und überreichte mir ein paar Minuten später strahlend unseren Sohn, der nach einer kurzen Sauerstoffgabe wach und rosig in seinen Armen lag.

Und wie bei den beiden Großen legt er sich auch jetzt wieder jeden Abend neben meinen Bauch und erzählt unserem dritten Kind, wie sehr er sich auf es freut. Entschuldigt sich, wenn er tagsüber den großen Geschwistern gegenüber laut geworden ist, weil er von irgendwas genervt war. Versichert ihm, dass er jeden Tag ein besserer Vater werden will.

Das Baby in meinem Bauch wird dann ganz ruhig, als lausche es seinem Papa. Danach nimmt mich Theo in den Arm und fragt, was ich brauche, ich ganz allein, unabhängig von dem Baby in meinem Bauch. Dann stellt er sich auch nachts noch mal in die Küche und brutzelt Röstpaprika mit Knoblauch und Salz, weil ich die so mag.

152

Jeden Tag sagt er, dass er mich liebt (außer an den paar Tagen, an denen wir uns wegen irgendeines Streits den ganzen Tag anschweigen). Fast jeden Tag sagt er, dass ich schön bin. Nie kommt mir der Gedanke, dass ich mit Kugelbauch und 20 Kilo mehr auf der Waage nicht mehr attraktiv sein könnte. Schon gar nicht, wenn er abends verzückt meinen Babybauch einölt.

Er trägt seine Kinder auf Händen (und Schultern), wie er mich auf Händen trägt.

Vor kurzem haben wir ein Haus gekauft, mit großem Garten, mit Gemüsebeeten und blühenden Stauden, die Theo eigentlich rausreißen wollte, weil er Blumen nutzlos findet. Die er nun aber stehen lässt, damit ich mich jeden Tag darüber freuen kann.

Unsere Liebe wächst wie die Walderdbeeren in unserem Garten. Sie haben sich ganz langsam ausgebreitet, immer neue Triebe gebildet, neue Wurzeln geschlagen, Wind und Dürre standgehalten und beschenken uns immer wieder mit süßen Früchten. Und wenn sie mal die Blätter hängen lassen, gießen wir sie. Ein bisschen Arbeit gehört ja auch dazu, damit die Liebe lebendig bleibt.

Wenn Theo mit der Großen am Samstagmorgen Brötchen backt und den Kleinen beim Essen auf den Schoß nimmt, dann wird mir warm im Bauch. Es sind keine Schmetterlinge. Schmetterlinge sind flüchtig, sie flattern eine Zeitlang, dann sterben sie. Oder werden gefressen. Aber wenn dieser große Kerl über unsere Wiese stapft, bis ganz nach hinten, wo die Tomaten an der Mauer stehen, die große Gießkanne in der Hand und zwei kleine Gestalten mit kleinen Gießkannen im Schlepptau, dann fühle ich mich zu Hause.

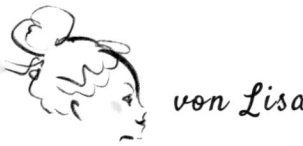

von Lisa

Ein Foto und seine Geschichte

Tja, so sieht das dann wohl aus, wenn man schwanger ist und kein Profi-Fotoshooting gebucht hat. Ich bewundere ja immer die werdenden Mütter, deren Bauch weiter vorn ist als der Busen. Bei mir war das irgendwie am Ende alles auf einer Höhe. An diesem Tag schaute ich mir in einem Berliner Biergarten das letzte Spiel der deutschen Fußballnationalmannschaft bei der WM 2006 im eigenen Land an, es war das »Sommermärchen« – auch mein ganz persönliches. Denn obwohl ich bereits aus allen Nähten platzte, so barg dieser Sommer für mich – nein, für uns! – das ganz große Glück. Ich hatte kurz zuvor dem Mann an meiner Seite, dem werdenden Papa meiner Tochter, das Jawort gegeben. Das Foto hier hat er geschossen, weil auch er an mir nicht die platzenden Nähte sah, sondern wohl die gemeinsame Zukunft ...

Wir waren in diesem Moment kurz davor, uns gegenseitig zu Vater und Mutter zu machen – oder waren wir das nicht längst? Liebten wir dieses Baby nicht schon jetzt abgöttisch?! War es nicht eh schon omnipräsent in unserem Alltag? Fast hätte das Kleine uns Monate zuvor sogar den Heiratsantrag vermasselt, weil es mich oft auch nachts zur Toilette trieb, dass es mich die Überraschung für den nächsten Morgen schon vorher hatte sehen lassen ...

Nun saßen wir hier also gemeinsam in diesem WM-Sommer 2006 in Deutschland. Das Land war in Euphorie, das Wetter phantastisch, die Stimmung war ausgelassen, und wir konnten unser Glück in dieser Zeit wirklich kaum fassen: frisch verheiratet, das Sommermärchen – und dann auch noch Eltern werden ... Was hätte es Schöneres geben können?

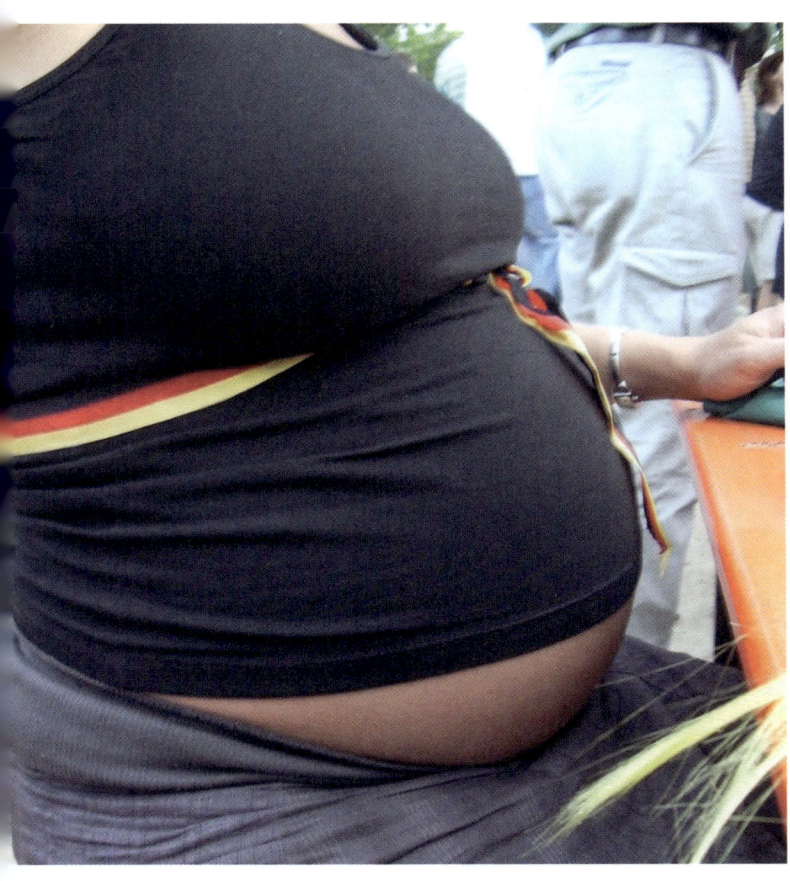

Foto: privat

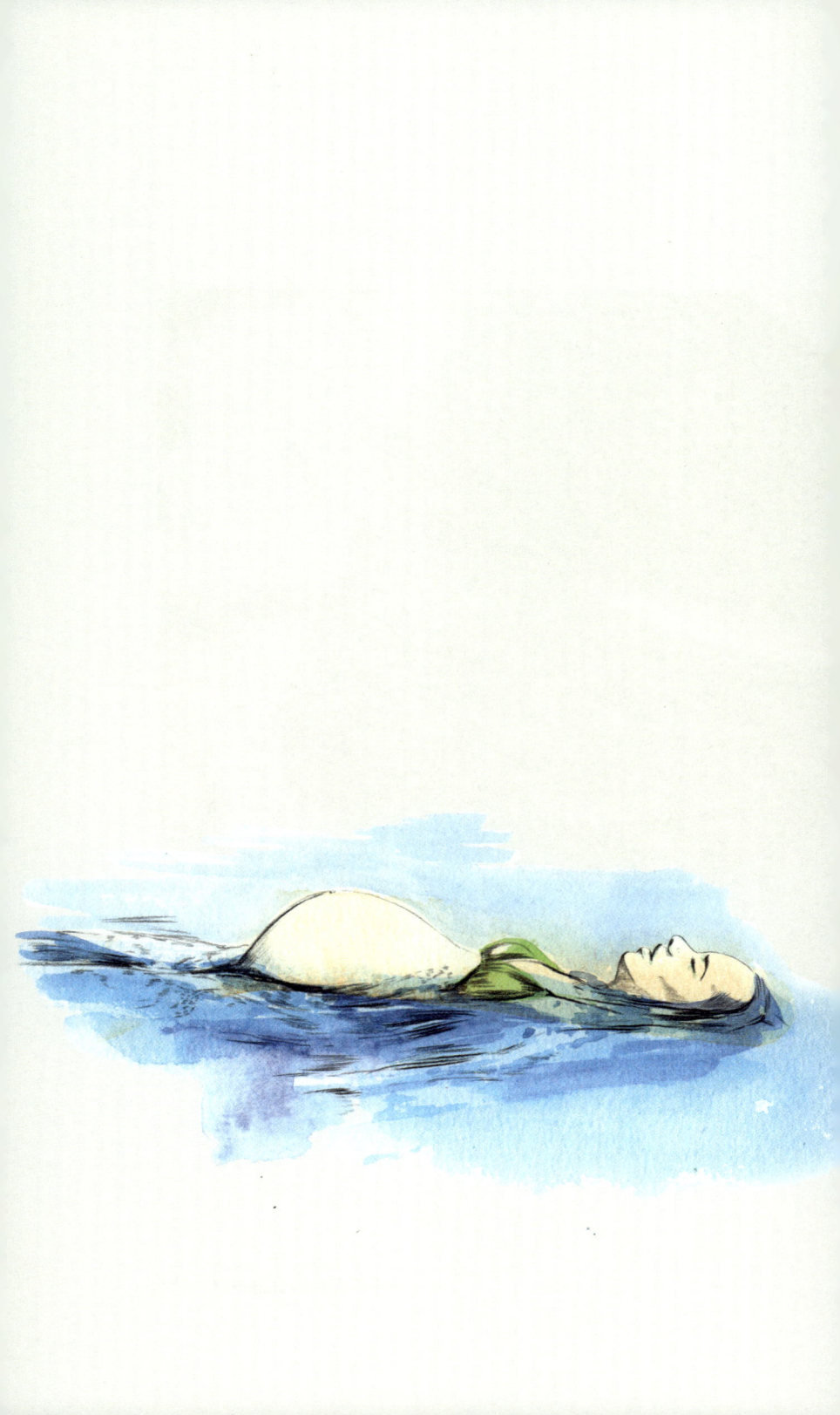

Wow,
bin ich
unsicher

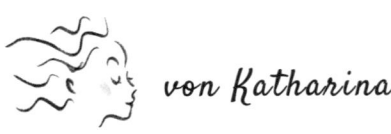
von Katharina

Vom Zweifeln:
Wie wohl alles werden wird?

Kann es sein, dass alle Welt erwartet, dass du, sofort und unmittelbar nachdem du dir die Eintrittskarte in diese Welt namens Mutterschaft besorgt hast, in den Mamamodus verfällst? Kann es sein, dass ab diesem Zeitpunkt jeder und jede weiß, was das Beste für dich und die Babykugel ist? Kann es sein, dass Schwangere irgendwie Allgemeingut werden? Ja, leider spürt man mit wachsendem Bauch auch gesellschaftliche Zwänge, den Druck von außen. Und das kann ganz schön verunsichern – vor allem dann, wenn einem nicht 24 Stunden am Tag bunte Einhörner aus dem Po fliegen ...

Du bist vielleicht gerade einfach nur müde und geschafft ... fragst dich abends, wenn du in den Spiegel schaust, still und verschämt, ob das alles wirklich so eine gute Idee war. Vielleicht wäre der Zeitpunkt für ein Baby in einem halben Jahr besser gewesen. Oder in einem Jahr oder zweien. Plötzlich sehnst du dich nach einer Rucksacktour durch Indonesien oder wenigstens nach einem Partywochenende in Kopenhagen. Aber du traust dich nicht, mit irgendjemandem darüber zu sprechen, weil alle erwarten, dass du nonstop selig deinen Bauch streichelst. Deswegen sage ich dir hier laut und deutlich: Du bist die Queen, die Chefin im Ring. Du ganz alleine entscheidest, was sich gut für dich und deinen Bauch anfühlt.

»Aber du musst doch jetzt ...« Wie oft hast du diesen Spruch schon gehört – egal, ob du nach Rat gefragt hast oder nicht.

Lass dir sagen: Du musst gar nichts. Du musst nicht süße, körperbetonte Schwangerschaftsmode tragen, wenn du dich momentan in Leggings und Schlabberpulli am wohlsten fühlst.

Du musst nicht dreimal in der Woche zum Pränatal-Yoga rennen, wenn dir gerade so übel ist, dass du einfach auf der Couch leiden willst. Nein, du musst auch nicht tapfer durch all die Wehwehchen durchgehen, wenn alles weh tut, du müde und kraftlos bist.

JEDE TRÄNE, DIE MAN SICH VERKNEIFT, STELLT SICH HINTEN WIEDER AN. LASS SIE EINFACH RAUS.

Du darfst Bammel haben vor all der Verantwortung, die da auf dich zukommt. Du darfst Sushi und Weißwein vermissen. Du darfst Menschen albern finden, die ab dem Tag der Befruchtung den Bauch mit Chopin beschallen und das Frühförderung nennen.

Du musst dich nicht von Tante Hilde am Bauch bepatschen lassen, und du musst auch nicht über den Witz von Onkel Jürgen lachen, ob denn da »ganz sicher auch keine Zwillinge drin seien«. Das Kinderzimmer muss auch nicht perfekt Ton in Ton ausgestattet sein – oder von oben bis unten voll mit Elefanten, Bärchen und Störchen.

Du musst dir auch nicht jede Geburts-Splatter-Geschichte anhören oder welchen Kinderwagen man UNBEDINGT braucht. Du musst auch nicht allen Verwandten erklären, warum du lieber ins Krankenhaus als ins Geburtshaus (oder umgekehrt) gehen willst, um dein Kind zu kriegen.

Du musst deinen Babybauch nicht rund um die Uhr zelebrieren, aber du musst ihn auch nicht verstecken: Wenn du Lust hast, nackt in den Badesee zu springen: Dann tu es. Wenn du einen Gipsabdruck deines Bauches bemalen willst, los geht's.

Du musst dich nicht nur für Babykram interessieren. Wenn du mit deinen Freundinnen lieber die halbe Nacht alte *Sex and the City*-Folgen schauen willst – wunderbar. Wenn du voller Elan bis zum letzten Tag vor dem Mutterschutz arbeiten willst, ist das genauso gut, wie wenn du merkst, dass mit wachsendem Bauch deine Energiereserven schwinden. Du machst das alles so gut, wie du kannst. In deinem Tempo, mit deinen Mitteln.

Du bist nicht dazu da, DIE perfekte Schwangere zu sein, du musst niemandem etwas beweisen. Deine Schwangerschaft, deine Regeln – so einfach ist das. Trau dich jetzt schon, zu dir und deinen Wünschen zu stehen – denn wenn das Baby erst mal da ist, wird noch viel häufiger »Du musst aber jetzt« auf dich einprasseln. Deshalb lass dir gesagt sein: Sei selbstbewusst! Sei aber auch gnädig mit dir. Du bist am Anfang einer langen Reise, und du musst noch nicht wissen, wohin dein Weg geht. Setze einfach einen Fuß vor den anderen und hör auf dein Herz. Dann wird alles gut.

Interview

»Nichts ist vergleichbar mit dem Kinderkriegen«

Verändert eine Schwangerschaft unser Wesen? Warum kann sich niemand in der Schwangerschaft vorstellen, wie das nachher mit Baby wird? Wie funktioniert der Übergang von der Frau zur Mutter? Das erklärt uns die Berliner Philosophin und Zweifachmutter Catherine Newmark. Dabei ist es erstaunlich, dass Schwangerschaft und Geburt in der Philosophie bislang kaum thematisch berücksichtigt werden.

Frau Newmark: Wie würden Sie den Übergang von der Frau zur Mutter beschreiben?

Als etwas Schleichendes. Als etwas, das sich über die Jahre einstellt und nicht plötzlich mit der Geburt vom einen auf den anderen Tag. Vielleicht denken wir in den ersten Monaten mit Baby noch: Ach, so viel hat sich gar nicht verändert. Danach kann es sein, dass wir Dinge vermissen, weil wir noch die alten Ansprüche an die neue Phase des Lebens anlegen. Was vor der Geburt selbstverständlich war, ist es dann nicht mehr. Erst mit der Zeit stellt sich die Macht der Gewohnheit ein, irgendwann schaut man sich an und denkt: Ich habe mich verändert in den letzten Jahren. Das Leben mit Kindern ist anders als das Leben ohne. Die Familie ist eine andere Existenzform als die als Paar oder als Einzelperson. Aber wie genau das dann aussieht, kann man nicht voraussehen. Und es gibt keine Übungsphase dafür ...

Können Sie das genauer beschreiben?
Wir können uns nicht gänzlich vorbereiten auf das, was da auf uns zukommt. Selbst wenn jemand viel Babysittingerfahrung hat, in einer Großfamilie mit Kindern lebt oder Pädagogik studiert hat. Das eigene Kind stellt einen vor andere Herausforderungen, weil die Verantwortung nie Pause macht, weil sie immer da ist. Kinder bestimmen unsere Existenz gänzlich. Ihre Präsenz ist absolut. Sie verkörpern die absolute Bedürftigkeit. Wenn wir darauf nicht reagieren, überleben sie nicht.

Sind wir auch nach der Schwangerschaft noch eine Einheit in gewisser Weise?
So könnte man es umschreiben. Man war neun Monate lang zu zweit in einem Körper. Und auch nach der Geburt ist das Baby noch kein autonomes Wesen, nicht unabhängig. Für diese Übergänge hat unsere Kultur keine guten Beschreibungen. Für dieses »Nicht eins, nicht zwei« der Schwangerschaft. Aber auch für die Phase direkt nach der Geburt, wo der Säugling auch noch sehr am Körper der Mutter hängt, wie es Äffchen auch tun, wenn sie sich an die Mutter klammern. Nur langsam und allmählich löst sich das Kind aus diesem Zustand, wird wacher und selbständiger und unabhängiger.

Warum können wir uns noch nicht so recht vorstellen, wie das wird mit Kind, wie es nach der Geburt weitergeht?
Weil nichts in unserem Leben vergleichbar ist damit. Wir streben ja in unserer modernen Gesellschaft nicht nur danach, Mutter zu werden. Wir haben noch zig andere Ziele: Schulbildung, Job – jetzt auch noch ein Kind. Der Kinderwunsch wird im gleichen Atemzug mit den anderen Zielen genannt, als wäre das Mutterwerden mit einem Jurastudium vergleichbar. Das ist es aber nicht, denn hier geht es um eine ande-

162

re, nie dagewesene leibliche Verbundenheit. Einen Job kann ich rückgängig machen, einen Hauskauf auch. Einen Partner kann ich wechseln. Kinder nicht.

Das macht den Unterschied.

Exakt. Wir sind es in unseren 20ern und 30ern gewohnt, dass uns im Grunde alle Türen und Hintertürchen offens tehen. Nach der Familiengründung ist das nicht mehr so. Das macht es so wahnsinnig schwer, sich das alles vorher vorzustellen. Da schwingt eine Endgültigkeit mit. Diese »Entscheidung« ist wie keine andere. Man kann halt nicht aufhören, Mutter zu sein. Und Kinder nehmen eben doch mehr Raum ein in unserem Leben als fast alles andere, was wir so beschließen. Mein Mann und ich zum Beispiel hatten eine sehr innige Paarbeziehung, und ich fragte mich vor unserem ersten Kind, ob da noch jemand dazwischen passt. Und ja, da passte jemand dazwischen. Mühelos. Sogar nachts zwischen uns ins Bett ...

Hat Sie das überrascht?

Es hat mich fasziniert. Wie unfassbar viel sich Babys nehmen. Sie fordern immer mehr. Sie sind so klein und dabei so präsent. Sie stellen sich einfach in den Mittelpunkt. Ganz ohne Hemmungen.

Waren Sie auch überrumpelt?

Ich bin sehr zufrieden mit meinen Kindern, aber nicht immer sicher, ob ich zufrieden mit der Mutterschaft bin. Für mich war es sehr erhellend zu verstehen, dass wir da unterscheiden können. Mutterschaft wird mir viel zu oft romantisiert, da werden kitschige Glücksbilder gezeichnet, die gar nicht auf alle zutreffen, die nur partielle Erfahrungen widerspiegeln. Nicht alle fühlen sich wohl damit. Es bringt eben auch Konflikte mit sich, weil wir nicht nur Mütter, sondern auch noch so viel anderes sind. Und dazu kommt der riesige Anspruch an Mütter, der Druck von außen, deswegen versuche ich immer, die Mutterschaft nicht zu sehr zu erhöhen.

Finden Sie es also mutig, trotzdem Kinder zu kriegen?
Nun, wir entscheiden uns für etwas, von dem wir nicht wissen, ob wir es mögen werden. Und wir wissen dabei auch nicht, wer wir selber sein werden. Und trotzdem finde ich es fast schwierig, von einer »Entscheidung« zu sprechen, denn das Kinderkriegen ist in uns als Spezies zur Arterhaltung angelegt. Es ist keine rein freie Entscheidung, es spielen auch Instinkte eine Rolle. Letztlich wird es nie so sein, dass niemand mehr Kinder kriegt. Kinderkriegen ist in gewisser Weise auch total banal. Jedes Kind ist natürlich phantastisch und einzigartig, aber ein Kind zu zeugen, ist eben auch mit das Banalste, was wir je tun werden. Fast jeder andere Mensch dieses Planeten tut es auch.

Und trotzdem geben wir in der Schwangerschaft die Kontrolle an unseren Körper ab, wir können nur noch darauf reagieren ...
Ja, wir sind unserem Körper in der Schwangerschaft mehr ausgesetzt als sonst. Wir sind so leiblich wie sonst nicht. Bei all den medizinischen Fortschritten bleibt immer eine Ungewissheit, die uns begleitet. Wir sind das nicht gewohnt. Wenn wir diäten, werden wir dünner, wenn wir Sport machen, entwickeln wir Muskeln. An dieser Stelle haben wir plötzlich aber keine Kontrolle mehr über das, was passiert. Das kann auch schon mal hilflos machen. Wir müssen uns plötzlich damit auseinandersetzen, dass wir auch ein Körper sind – und nicht nur ein freier Wille.

Dennoch vergleichen wir uns …
Vergleichen ist generell schwierig. Es gibt diesen Neidvergleich: *Die hat es aber einfacher als ich, die hat aber eine größere oder kleinere Kugel vor sich.* Bereits hier wird Elternschaft zu einem Konkurrenzverhältnis. Dabei sind weder Schwangerschaften noch später die Mutterschaft aufeinander abbildbar. Die Vergleiche rühren auch aus einer Unsicherheit her, jede will es besonders richtig machen. Da werden viele auch ideologisch, weil sie sich an irgendetwas festhalten wollen, um nicht die Bodenhaftung zu verlieren. Denn es gibt heute so viele unterschiedliche Modelle! Die Verunsicherung ist also groß. Der Anspruch, es besonders gut machen zu wollen, liegt aber natürlich auch in der Natur der Sache. Wir setzen nicht nur ein Baby in die Welt, wir möchten es auch großkriegen!

Mein Mann und ich sagen uns immer: Wir können wählen, was wir falsch machen. Aber es ist unmöglich, nichts falsch zu machen. Diesen Gedanken empfinde ich als sehr entlastend.

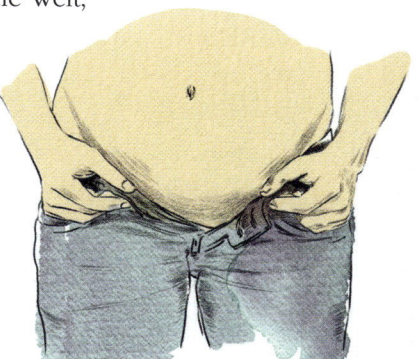

»Ich war nicht gerne schwanger«

Schwanger sein macht glücklich! Sagen doch alle! Auch Andrea vom Blog »Mama und Rakete« sah sich neun Monate glücklich durchs Leben schweben. Doch die Realität holte sie bereits sieben Tage nach dem Test ein. Statt Glück waren da Pickel, bleierne Müdigkeit und bis dahin ungekannte Sorgen. Sie fühlte sich rundum unwohl.

Als ich etwa in der Mitte meiner Schwangerschaft die Frauenarztpraxis betrat, schwebte mir eine dieser Schwangeren entgegen, die von innen strahlen. Sie hatte ein rotes Kleid an, das sich wie eine seidige Welle um ihren kugeligen Bauch legte, und sie hatte diesen Glow, den nur Schwangere haben – tolle Haut, volle Haare, glänzende Augen. Eine Mischung aus Stolz, Vorfreude und diesem Quäntchen Wunder. Es gibt sie, diese Frauen! Aber ich war eben leider keine von ihnen.

Für mich war immer klar, dass ich Kinder haben wollte. Ich fand – o Glück – sogar den passenden Mann, doch da war mein Job im Marketing noch so neu. Er und ich, das war perfekt, aber wir wollten beide noch ein bisschen warten mit dem Kinderkriegen. Als wir dann loslegten, klappte es nicht. Zwei Jahre lang wurde ich nicht schwanger, und irgendwann dachte ich: Was soll's, dann leg ich meinen Kinderwunsch halt noch ein bisschen zur Seite.

Als wir Monate später einen zweiten Versuch starteten, war ich fast überrumpelt, als ich dieses Ziehen im Bauch bemerkte. Als könnte ich spüren, dass sich da gerade etwas einnistet.

Und tatsächlich blinkte uns ein paar Tage später das Wörtchen »schwanger« vom Digitaltest entgegen. Überglücklich
fielen wir uns in die Arme – mit Freudentränen. Und dann be-
gannen die sieben schönsten Tage meiner Schwangerschaft.

Euphoriewellen und Skepsis

In der ersten Woche schwamm ich auf einer Euphoriewelle.
Ich! Schwanger! Ich schaute die Menschen an und dachte:
Wenn ihr wüsstet, was in mir los ist! Doch dann saß da plötzlich auch ein kleiner Skeptiker auf meiner Schulter. *Andrea,*
sagte der, *deine Probezeit ist doch gerade erst rum, wie willst
du das denn jetzt deinem Chef verklickern?!* Doch das bisschen Angstschweiß war nichts gegen das, was dann noch
kam. Denn ab der zweiten Woche nach dem Test wurde mir
schwindelig. Richtig schwindelig. Ich hatte so schlimmen
Brechreiz, dass ich mir kaum die Zähne putzen konnte.

Und ich war so müde! In der sechsten Woche fuhr ich auf
Geschäftsreise nach Madrid und hangelte mich nur von Mittagsschlaf zu Mittagsschlaf. Ich, die auf Reisen sonst immer
als Letzte heimkam. Ich, die Leistungsfähige – plötzlich so
schwach. Es gibt ein Foto von dieser Reise, auf dem ich in der
linken Ecke vor einer Sehenswürdigkeit stehe und von gan-
zem Herzen gähne. Das sagt eigentlich alles.

Als hätte man meine Festplatte gelöscht, so fühlte ich mich.
Wie ein weißes zerknülltes Blatt. Und genauso weiß blieb
auch mein Schwangerschaftskalender. Was hätte ich da rein-

schreiben sollen? Müde, müde, müde? Keine einzige Seite habe ich darin ausgefüllt. Ich will ja auch nicht, dass mein Kind das irgendwann liest!

Prospekte mit strahlenden Schwangeren

Wenn ich an mich als Schwangere gedacht hatte, hatte ich mich immer mit dieser wundersamen Aura gesehen, wie sie die Dame in dem roten Kleid gehabt hatte. Ich dachte an die Prospekte mit den strahlenden Schwangeren, die mir der Frauenarzt in die Hand gedrückt hatte. An das allgemein gängige Bild einer Schwangeren, die immer glücklich ist. Verflucht, wurde das alles so romantisiert, oder war ich wirklich die Einzige, der es so ging? Machte ich etwas falsch?

Nicht einmal aus meinem Umfeld fiel mir auch nur eine einzige Frau ein, die mal gesagt hatte, dass sie die Schwangerschaft furchtbar fand. Ich dachte an meine Freundin, die mir beim letzten Treffen mit ihrem süßen zweijährigen Sohn erzählt hatte, dass sie sich nie so sexy gefühlt habe wie in der Schwangerschaft. Ich war sehr neidisch!

»Eine Schwangerschaft ist doch keine Krankheit.« Wie ich diesen Satz hasste. Es fühlte sich nämlich bei mir original wie eine Krankheit an! Wie eine schlimme noch dazu! Denn auch als ich zurück war von der Dienstreise, ging es mir schlecht. Ich hatte Angst, unserem Baby könne etwas passieren. Ich las so viele Ratgeber, dass ich Panik bekam, alles falsch zu machen. Doch neben den seelischen Aspekten belasteten mich auch immer mehr körperliche. Bereits in der neunten Woche hatte ich einen so großen Bauch, dass ich meine Arbeitgeber informieren musste. Zunächst reagierten sie gelassen, doch plötzlich wurden Vormittagsmeetings in den Nachmittag verlegt, und ich nahm das persönlich.

Fühlt man sich so mit 90?

Ich sah furchtbar aus. Wirklich. Das lässt sich zwar kaum noch belegen, weil es nur vier Fotos von mir mit Bauch gibt, aber ich habe das abgespeichert und werde das nicht vergessen. Ich hatte solche Schmerzen in der Symphyse, dass ich mein Bein beim Gehen nachziehen musste. Ich nahm 20 Kilo zu, was bei einer Größe von 1,65m nicht wenig ist. In der 21. Woche hatte mein Bauch bereits einen Umfang von 113cm! Immerhin wurde mir deswegen von Anfang an ein Platz in der Bahn angeboten.

Ich hatte ständig Hunger. Plötzlich trug ich also Doppelkinn. Und ich hatte Pickel. Im Gesicht, am Rücken, im Dekolleté. Richtige Akne. Ich war müde, weil ich Tag und Nacht alle zehn Minuten auf die Toilette musste. Meine Haare waren fettig, die konnte ich waschen, und nach zwei Stunden sahen sie wieder aus, als wären sie seit Jahren nicht mit Wasser in Berührung gekommen. Bei unserem Urlaub auf Mallorca, wo wir wandern gehen wollten, legte mich mein Mann morgens nur am Strand ab, um dann allein in die Berge zu gehen.

Lustig im Nachhinein, aber als ich da lag wie ein Walfisch, hätte ich heulen können über das verpasste Schwangerschaftsglück. Ach, ich hatte doch wie alle anderen von einem Babybauch-Shooting geträumt, der Bauch und ich, ich und der Bauch. Von Schaufenstern, in denen ich mich spiegeln und mich selbst freudig und voller Selbstbewusstsein anlächeln würde. Pustekuchen. Und Pech hatte ich auch noch.

Nicht mal ein Happy End?

Bei einer Akupunktur zur Geburtsvorbereitung wurde schließlich ein Nerv getroffen, und ich konnte drei Tage lang nicht laufen. Ab Mitte der Schwangerschaft kam ein Schwangerschaftsdiabetes hinzu, ich musste mir Insulin spritzen. Den Kopf davon zu überzeugen, in den Bauch zu piksen, in dem dein Kind liegt, hat mir diverse graue Haare beschert. Außerdem war es schwer, auf mein geliebtes Obst zu verzichten, auf das ich so Heißhunger hatte. Stattdessen sollte ich jeden Morgen Vollkornbrot mit Quark essen. Ich hasse Quark. Und muss ich jetzt noch erwähnen, dass mir am Tag vor der Geburt der Bauch riss und mir ein Meer von senkrechten Schwangerschaftsstreifen auf dem Bauch hinterließ? Am allerletzten Tag der Schwangerschaft! Im Film würde der Drehbuchautor mir nun vermutlich eine ganz wundervolle Geburt zur Versöhnung ins Skript schreiben. Nun, leider konnte die Realität auch damit nicht dienen. Dafür – und das ist wirklich der Wahnsinn – wurde uns aber das beste Kind der Welt geschenkt. Ein so feiner Kerl, dass ich glatt über ein zweites Kind nachdenke. Nur schade, dass das Konzept der Leihmutterschaft in Deutschland noch nicht etablierter ist. Denn noch mal schwanger sein? Ich weiß nicht ...

Von miesen Zipperlein

Allein dieses Wort –»Zipperlein«! –, wie niedlich das klingt! Das passt doch wohl überhaupt nicht zu allem, was diese Teufelssachen mit sich bringen ... Und ja, es mag Frauen geben, bei denen wenig von der folgenden Liste zutrifft, aber eben auch einige, die *all-inclusive* angekreuzt zu haben scheinen, als sie ihre Babyreise antraten ... Es ist eben nicht für alle nur ein Barfußtanz auf der bunten Blumenwiese – und ja, da darf man sich auch mal so richtig verarscht vorkommen von seinem Körper. Wie viele Punkte kannst du ankreuzen?

▶ Übelkeit noch weit über den dritten Monat hinaus
▶ Wassereinlagerungen, die einen wie ein Nilpferdbaby aussehen lassen (Nimm bloß den Ehering ab, bevor es zu spät ist!)
▶ Schwere Beine
▶ Pickel am Po, im Dekolleté, im Gesicht
▶ Depriphasen durch Hormonschübe
▶ Bleierne Müdigkeit
▶ Schlaflosigkeit
▶ Blähungen – so viel Knatterluft war nie
▶ Verstopfung
▶ Schreckhaftigkeit (Bis hin zur Herzinfarktgefahr, wenn mich nur jemand anspricht!)
▶ Völlegefühl
▶ Bauchjucken
▶ Ohnmacht (Danke, Zuckerbelastungstest!)
▶ Albträume
▶ Rückenschmerzen aus der Hölle
▶ Beckenschmerzen, die zum Heulen sind, wenn man von der Couch aufstehen will

- ▸ Inkontinenz
- ▸ »Wilde Wehen« (Zur Übung.)
- ▸ Muttermundschwäche (Vielleicht brauchst du sogar eine Cerclage.)
- ▸ Fressattacken (Hungeeer!!!)
- ▸ Krampfadern, ja, auch an Stellen, an die wir lieber gar nicht denken wollen
- ▸ Hämorrhoiden from hell
- ▸ Sodbrennen, das wirklich brennt, und zwar lichterloh
- ▸ Herzrasen
- ▸ Kurzatmigkeit bis hin zur Atemnot
- ▸ Schwangerschaftsneurodermitis, bis die Haut bei Bewegungen aufreißt und blutet
- ▸ Nasenbluten!
- ▸ Gefühlte Organquetschungen, wenn das Baby plötzlich rasant wächst
- ▸ Zahnfleischbluten (»Sind jemandem aus ihrer Familie schon mal die Zähne einfach so ausgefallen?«»Nein, ich bin schwanger!«)
- ▸ Dehnungsstreifen
- ▸ Ungeduld (Darf ich das Kind mal ganz kurz aus dem Bauch holen, um es anzusehen?!)
- ▸ Schwarzer Stuhlgang von den Eisentabletten
- ▸ Blasenschwäche

Und wenn auf dich auch nur ein Punkt zutrifft, hast du übrigens kein »Jetzt stell dich mal nicht so an« verdient, sondern ein »Hey, ich sehe, was du da auf dich nimmst, das ist der Hammer, und du machst das so toll«.

172

»Du bist wunderschön!«

Mara findet, wir sollten aufhören, uns für unsere Körper zu schämen. Und das finden wir auch!

Mein Name ist Mara, und ich bin mit meinem zweiten Kind schwanger. Das Thema »Bodyshaming« ist ja sowieso immer aktuell, aber gerade heute für mich wieder sehr präsent. Eben habe ich einen Anruf von meiner Mutter erhalten. Sie erzählte mir, dass sie gestern eine Bekannte getroffen habe, die gerade auch schwanger ist und die sich fest vorgenommen hat, nicht mehr als zehn Kilo in der Schwangerschaft zuzunehmen. Meine Mutter schwärmte mir vor, wie toll die Bekannte doch aussehe und dass sie erst fünf Kilo zugenommen hätte. Wie zu erwarten kam dann auch die Frage: UND wie viel hast du eigentlich bis jetzt zugenommen? Ich sagte: Tja, ich bin dann wohl bei elf Kilo, und ganz ehrlich, ich fühle mich pudelwohl. Stöhnen und Augenrollen war durch das Telefon zu hören, und ich ärgerte mich innerlich grün und blau und wollte das Gespräch so schnell wie möglich beenden. Als ich aufgelegt hatte, kam ich ins Grübeln. Wieso machen wir Frauen uns eigentlich schon in der Schwangerschaft so viele Gedanken ums Gewicht? Und wieso wird man von anderen, sogar der eigenen Mutter, so auf sein Äußeres und Oberflächlichkeiten reduziert? Ich bin mir ziemlich sicher, dass es vielen anderen da draußen auch so geht!

Wieso sind wir nicht einfach stolz auf unseren Körper, der in diesen Monaten der Schwangerschaft so extrem viel leisten muss und am Ende ein kleines Wunder auf die Welt bringt? Je länger ich darüber nachdachte, umso trauriger und wütender machte mich dieses Telefonat. Natürlich erwische ich mich selbst auch oft dabei, dass ich mich mit anderen vergleiche.

Aber ist es denn wirklich nötig, sich schon in der Schwangerschaft diesen Stress zuzumuten und eine Kilogrenze festzusetzen oder wie verrückt Sport zu treiben?

Ich finde, es ist viel wichtiger, ein gesundes Körpergefühl zu entwickeln. Ich möchte auf mich selbst hören und das tun, was mir guttut. Ich möchte nicht zu streng mit mir selbst sein. Und dazu gehört auch, einfach mal ohne schlechtes Gewissen ein Eis schlemmen zu können.

Ich habe während meiner ersten Schwangerschaft 18 Kilo zugenommen und heute ein völlig anderes Körpergefühl als davor. Ich bin stolz auf meinen Körper, auf das, was er geleistet hat, auf jeden Schwangerschaftsstreifen, auf meine Kaiserschnittnarbe und mich als Mutter. Ich bin viel selbstbewusster als früher und laufe mit meinem Sohn an der Hand durchs Schwimmbad und weiß: Mit Sicherheit gibt es viele andere Mamas, die sich genauso fühlen wie ich.

Ich sehe Bäuche, die nicht straff sind. Ich sehe Mamas, deren Stillbrüste nicht mehr aussehen wie aus einem Hochglanzmagazin. Und ich weiß, wir alle gehören dem »Mamaclub« an und können unglaublich stolz sein auf das, was wir leisten und geleistet haben. Ich hoffe und wünsche allen werdenden Mamis, dass sie den Druck von sich nehmen können und sich einfach so akzeptieren, wie sie sind. Denn eine Schwangerschaft ist das größte Geschenk!

Die guten Hilfen

Man kann es nicht oft genug sagen: Du musst nicht alles alleine schaffen. Weder jetzt noch später, wenn das Baby da ist. Und weil das so ist, gibt es neben der medizinischen und geburtshilflichen Unterstützung durch GynäkologInnen und Hebammen noch viele weitere Hilfen für junge Familien – egal, ob du organisatorischen Rat brauchst, emotionalen Zuspruch oder körperliche Unterstützung. Alles, was dich entlastet, ist richtig. Hier ein kleiner Überblick:.

♡ **Doula:** Eine Doula ist eine Helferin, die uns vor, während und nach der Geburt emotional und körperlich zur Seite steht. Im Grunde wie eine gute, fachkundige Freundin, die für uns da ist und uns dann auch zur Entbindung begleitet.

♡ **Schwangerschaftsconcierge & Baby Planner:** Wann muss ich Elterngeld beantragen? Welches Krankenhaus ist das richtige für mich? Und was braucht es an Erstausstattung? Ein Schwangerschaftconcierge und Baby Planner ist so eine Art Hochzeitsplaner – nur eben für alle Themen rund um die Geburt. Mit Hilfen bei der Kitaplatzsuche, Terminorganisation oder bei Behördenformalitäten.

♡ **Haushaltshilfe:** In gewissen Fällen übernimmt die Krankenkasse ein Gros der Kosten für eine Haushaltshilfe, zum Beispiel bei zu frühen Wehen und wenn noch ein Kind unter zwölf Jahren zu betreuen ist. Auf das Rezept lässt sich nicht nur eine Haushaltshilfe organisieren, sondern auch eine Mütterpflegerin, wenn man statt eines geordneten Haushalts lieber sich selbst und sein Wohlbefinden in den Fokus rücken will.

☼ **Mütterpflegerin:** Ihr Hauptanliegen ist es, dass es der Mutter gut geht. Deshalb kocht sie ihr Kraftrezepte, massiert mit warmen Steinen oder macht Mut, den ganz eigenen Weg zu finden.

☼ **Stillberaterin:** Vor der Geburt glaubt man das ja kaum, weil Stillen sich so anhört wie das Natürlichste der Welt. Stillberaterinnen können aber Gold wert sein, wenn es um richtige Anlegetechniken, drohenden Milchstau, die Nutzung von Stillhütchen, ums Abpumpen oder andere Begleiterscheinungen geht.

☼ **Wellcome-Dienste:** Junge Familien bekommen hier regelmäßig ehrenamtliche Unterstützung, die genau auf ihre Bedürfnisse abgestimmt ist.

☼ **Beratungsstellen:** Wenn im Alltag alles zu viel wird, gibt es Unterstützung von Ehrenamtlichen und Fachleuten von christlichen oder offenen Trägern. Ziel ist es, die Eltern zu entlasten und die Kinder zu fördern.

Lisas Dankesbrief an ihre Mütterpflegerin

Liebe Kerstin,

du kamst in einer Zeit in mein Leben, in der ich ziemlich verletzlich war. Ich war schwanger mit Zwillingen, hatte mein zweijähriges Mädchen noch zu versorgen, und die Ärztin hatte mir wegen der Frühwehen und Bauchverhärtungen eine Haushaltshilfe verschrieben. Ich entschied mich aber für dich – und es war das Beste, was mir passieren konnte. Denn wenn mir als Mama eines fehlte, dann war es dieses Bemuttertwerden, dieses Kümmern um mich. Wer mir etwas Gutes tun wollte, schnappte sich mein Kind und ging mal um den Block. Und ich? Blieb allein zurück. Entlastet zwar. Aber einsam. Meine eigene Mutter wohnte über 600 Kilometer entfernt. Nun kamst du in mein Leben und lerntest mich in einer sehr authentischen Phase kennen, um es mal gelinde auszudrücken. Ich hab dir vom ersten Moment an vertraut. Vielleicht haben wir auch deswegen noch heute Kontakt, obwohl wir auf den ersten Blick vielleicht gar nicht so ideal zusammenpassen?

Mütterpflege, allein dieses Wort! Es zeigt, dass wir auch als Mamas nicht nur hochfunktionale Bedürfnisbefriedigungs-maschinen sind, sondern tatsächlich immer noch Menschen. Du hast mir gesundes warmes Essen mitgebracht, als ich viel liegen musste. Hast mir deine berühmten Kraftkugeln mit-gebracht, deren Rezept wir im letzten Kapitel verraten und die wie eine Mischung aus Keks und Müsliriegel schmecken, hmmm. Du hast mich auch mit heißen Steinen massiert und mir einfach mal zugehört. Du warst für mich da.

Liebe Kerstin, deine Arbeit hat einen unschätzbaren Wert. Und auch wenn du mit deinem Kräuterhokuspokus und dem Parkplatz-beim-Universum-Bestellen bei mir immer auf skeptisch hochgezogene Augenbrauen gestoßen bist, hast du mir doch gezeigt, was man mit positiver Energie so alles erreichen kann. Wie oft haben wir zusammen gelacht!

Und deswegen reserviere ich dir einen Platz in meinem Leben. Einen Parkplatz vor meiner Tür und einen Logenplatz in meinem Herzen. Wie wahnsinnig wertvoll, dass du dich uns Müttern verschrieben hast, denn nicht nur Babys brauchen Pflege – sondern auch ihre Mamas. Wie schön, dass es dich gibt!

Deine Lisa

VOM FLUCH UND SEGEN DER PRÄNATALDIAGNOSTIK

Wenn wir zum Ultraschall gehen, freuen wir uns vor allem, unser Baby mal wieder zu sehen. Wir sollten uns trotzdem vorher auch immer Gedanken machen, was wir im Falle einer Auffälligkeit tun. Würde es etwas ändern? Was würde es ändern? Sind wir eher Team Journalismus und möchten alles möglichst genau und vorab wissen? Oder hilft und beruhigt uns eher die Unwissenheit?

Wir wünschen dir Freundinnen, die nachfragen

Wie viel darf ich von meiner Schwangerschaft erzählen, ohne andere damit zu langeweilen? Wann ist genug auch mal genug? Ich war noch nie zuvor schwanger, ich weiß also auch noch nicht, wie ich darüber reden soll. Die neuen Umstände bringen auch neue Herausforderungen mit sich. Vielleicht sorgt sich die eine Freundin um eure gemeinsame Zeit, wenn das Baby erst mal da ist. Vielleicht hat die andere einen heimlichen unerfüllten Kinderwunsch. Vielleicht will die Nächste am liebsten einfach alles über deine Schwangerschaft hören, möglichst offen und schonungslos. Aber was teile ich und was nicht?

Nicht dass ich jetzt eine neue Person wäre, aber so ein bisschen fühlt es sich manchmal schon an. Als habe mir mein Betriebssystem ein neues Update aufgespielt, und da muss man sich natürlich auch erst mal an die neue Benutzeroberfläche und die ungewohnten Funktionen gewöhnen ... Wir hatten

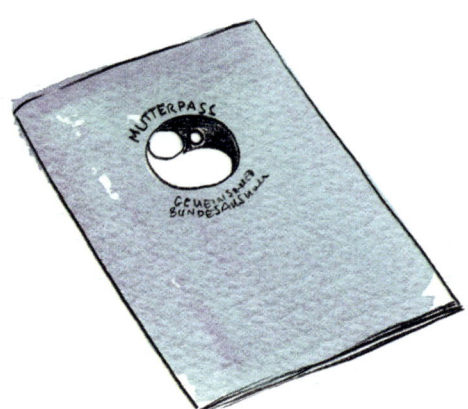

gewisse Vorstellungen davon, wie es sein würde als Schwangere, und werden dann hier und da doch überrascht. Auch von uns selbst.

Da kann es dann auch mal passieren, dass es auf die Frage einer Freundin – »Hey, wie geht's dir denn gerade?« – nur so aus dir raussprudelt. Einfach weil du vielleicht nicht im Büro bist, weil so lange keiner mehr nach dir gefragt hat, sondern nur nach dem Baby, oder weil dir einfach gerade danach ist. Und dann antwortest du mit einem Roman auf ihre Frage. Mit schlaflosen Nächten und Rückenschmerzen. Mit Bauchschmerzen, weil das Baby tritt, und Sodbrennen. Mit Restless-Legs-Syndrom und Albträumen. Mit der riesigen Vorfreude, aber auch den Sorgen. Mit Sorgerechtsplanungen und Kindergeldanträgen. Mit Umzugsplänen und Kinderzimmereinrichtungsmöglichkeiten. Mit Geburtsanmeldungen in der Klinik und Vorsorgevollmachten. Mit Beistellbettchen und vorgekochter Hühnersuppe fürs Wochenbett.

Und vielleicht denkst du danach: Oje, war das jetzt zu krass? Und wirst unsicher. Oder stehst dazu, weil du nun mal momentan voll im Babyflow bist. All diese Fragen geistern dir jetzt durch den Kopf, und wir wünschen dir Freundinnen, die dann nicht den Kopf schütteln und fragen, ob das vielleicht übertrieben ist. Die dich nicht direkt in eine Helikopter-Mama-Schublade stecken.

Wir wünschen dir ein Umfeld, das nicht urteilt, sondern nachfragt. Das ehrliches Interesse zeigt, statt den Kopf zu schütteln – auch wenn es mal um vermeintlich abwegige Ideen geht. Gönn dir eine Bande, die zu dir steht – die ist gerade in Umstellungszeiten wie diesen einfach Gold wert. Stell dir vor, alle würden dir Antworten geben wie die in den gelben Sprechblasen:

SCHUBLADENDENKEN ADE!

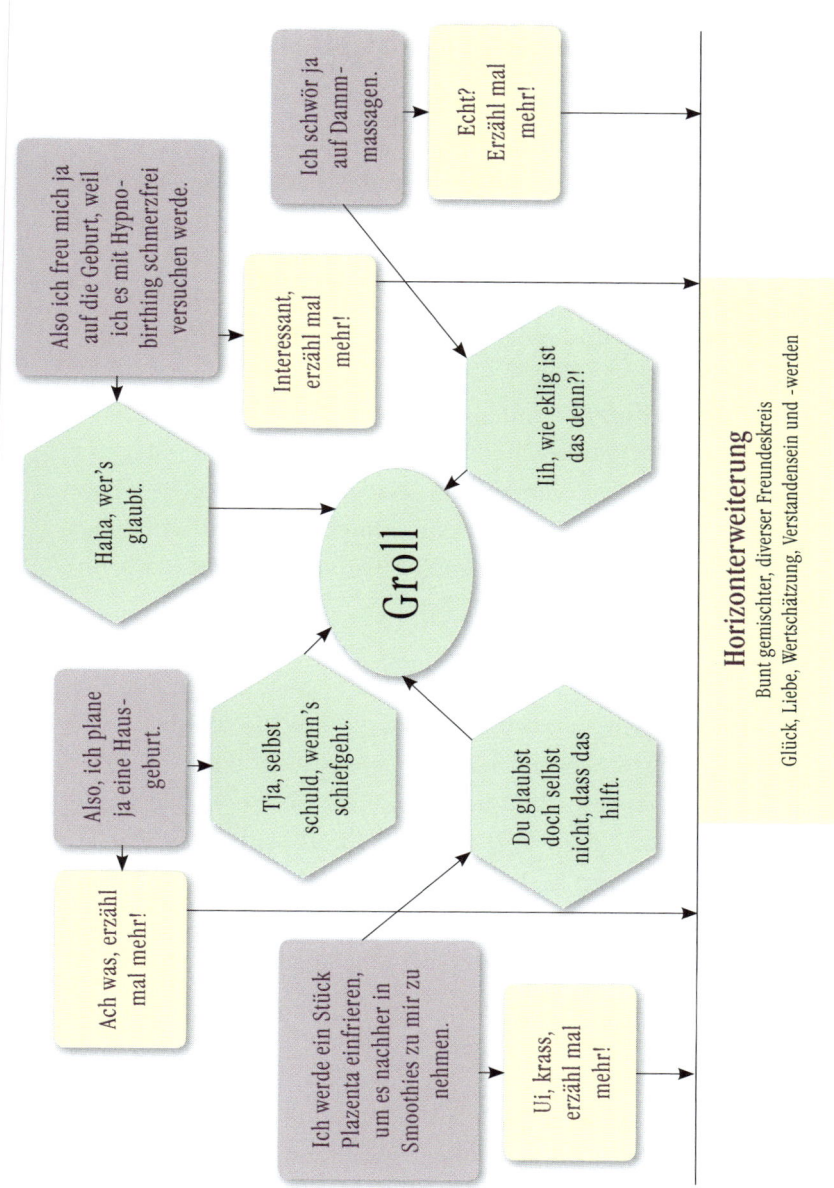

Ich schwör ja auf Dammmassagen. → Echt? Erzähl mal mehr!

Also ich freu mich ja auf die Geburt, weil ich es mit Hypnobirthing schmerzfrei versuchen werde. → Interessant, erzähl mal mehr!

Haha, wer's glaubt.

Iih, wie eklig ist das denn?!

Groll

Also, ich plane ja eine Hausgeburt. → Ach was, erzähl mal mehr!

Tja, selbst schuld, wenn's schiefgeht.

Du glaubst doch selbst nicht, dass das hilft.

Ich werde ein Stück Plazenta einfrieren, um es nachher in Smoothies zu mir zu nehmen. → Ui, krass, erzähl mal mehr!

Horizonterweiterung
Bunt gemischter, diverser Freundeskreis
Glück, Liebe, Wertschätzung, Verstandensein und -werden

Mutterschutz, Elterngeld und Kündigungsschutz

Als Zweifachmama und Rechtsanwältin mit einem großen Herz für Mütter-, Eltern- und Kinderrechte schreibt Sandra Runge über alle Rechtsfragen, die ihr jenseits von Schwangerschafts-Yoga, Wickeltisch und Kindergeburtstag begegnen. Für uns beleuchtet sie die wichtigsten Themen vor und nach der Geburt aus rechtlicher Sicht.

Mutterschutz: Vom Beginn der Schwangerschaft an gilt ein besonderer gesetzlicher Schutz, der im Mutterschutzgesetz geregelt ist. In diesem Gesetz findest du wichtige Regelungen z.b. zu Arbeitszeiten, Arbeitsbedingungen, Beschäftigungsverboten, Kündigungsschutz, Stillen am Arbeitsplatz und natürlich zu finanziellen Leistungen während der Schwangerschaft und nach der Geburt.

Ein wichtiger Bestandteil des Mutterschutzgesetzes sind die Mutterschutzfristen: Der oder die ArbeitgeberIn darf eine Mutter sechs Wochen vor der Geburt nicht mehr beschäftigen – eine Ausnahme gilt allerdings, wenn sich die Mutter ausdrücklich dazu bereit erklärt. Mindestens acht Wochen nach der Geburt besteht ein absolutes Beschäftigungsverbot. Arbeiten ist dann ein No-Go. Die Schutzfrist nach der Geburt wird bei Frühgeburten und Mehrlingsgeburten auf zwölf Wochen erweitert, das gilt auch dann, wenn vor Ablauf von acht Wochen nach der Geburt festgestellt wird, dass das Kind eine Behinderung hat.

Beschäftigungsverbote können eventuell auch früher gelten: z.b. wenn du gesundheitsgefährdende Tätigkeiten ausübst und deswegen ein betriebliches Beschäftigungsverbot gilt oder ein ärztliches Beschäftigungsverbot ausgesprochen wird.

Vom ersten Tag der Schwangerschaft bis vier Monate nach der Entbindung – auch im Falle einer Fehlgeburt nach der zwölften Woche – gilt auch hinsichtlich deines Arbeitsvertrages ein besonderer Schutz. Eine Kündigung ist unzulässig, da ein Kündigungsverbot gilt. Nur in besonderen Ausnahmefällen kann der oder die ArbeitgeberIn die behördliche Zustimmung zu einer Kündigung beantragen – z.B. im Falle einer Insolvenz.

Elternzeit: Vater und Mutter können jeweils 36 Monate Elternzeit anmelden – davon bis zu 24 Monate zwischen dem dritten und achten Lebensjahr des Kindes und aufgeteilt in bis zu drei Zeitabschnitte.

Bei der Elternzeitanmeldung musst du strenge formale Regeln einhalten: Elternzeit muss immer schriftlich, d.h. auf Papier und mit eigenhändiger Unterschrift, angemeldet werden. Außerdem gelten besondere Fristen.

Auch während der Elternzeit besteht Sonderkündigungsschutz, der bei Müttern meistens an den Mutterschutz-Sonderkündigungsschutz andockt. Eine Kündigung während dieser Zeit ist somit auch verboten und nur mit behördlicher Zustimmung zulässig.

Während der Elternzeit hast du einen Anspruch auf eine Teilzeittätigkeit bis zu 32 Stunden – vorausgesetzt, das Unternehmen beschäftigt mehr als 15 Mitarbeiter und dringende betriebliche Gründe sprechen nicht dagegen.

Neben einer Teilzeittätigkeit ist auch eine Nebentätigkeit

bei einem oder einer anderen ArbeitgeberIn möglich, wenn der oder die ArbeitgeberIn zustimmt. Das ist für viele Mütter eine großartige Gelegenheit, um mal etwas anderes auszuprobieren oder sich beruflich neu zu orientieren. Wenn sich die Umstände oder Pläne ändern, z.b. wenn der Kitaplatz wegfällt, kann die Elternzeit mit Zustimmung des Arbeitgebers oder der Arbeitgeberin verkürzt oder verlängert werden. Nach der Elternzeit hast du grundsätzlich ein Rückkehrrecht auf den gleichen bzw. auf einen gleichwertigen Arbeitsplatz. Wenn dir der oder die ArbeitgeberIn einen anderen Arbeitsplatz zuweist, muss dieser deiner arbeitsvertraglich geregelten Tätigkeit entsprechen bzw. gleichwertig sein. Um Degeradeierungen vorzubeugen, ist es sinnvoll, vor Beginn der Elternzeit ein Zwischenzeugnis und – falls nicht vorhanden – eine ausführliche Jobbeschreibung einzufordern, in denen Tätigkeiten und Verantwortlichkeiten konkret beschrieben sind.

Elterngeld: Das Elterngeld beträgt, gestaffelt nach der Einkommenshöhe, maximal 65 Prozent vom durchschnittlichen Nettogehalt, mindestens aber 300 Euro, maximal 1800 Euro pro Monat. Unter bestimmten Voraussetzungen erhältst du einen Geschwisterbonus bzw. einen Mehrlingszuschlag. Ihr könnt euch beide das Elterngeld zu hundert Prozent pro Monat als Basiselterngeld auszahlen lassen. Der Anspruch beträgt insgesamt 14 Monate, die flexibel untereinander aufgeteilt werden können. Selbstverständlich gilt dieser Anspruch auch für Alleinerziehende. Die Bezugsdauer des Basiselterngeldes kann durch den Bezug von Elterngeld Plus verlängert werden, da ein Monat Basiselterngeld zwei Monaten Elterngeld Plus, also 50 Prozent, entspricht. Damit kann Elterngeld bis zu 28 Monate bezogen werden – wenn auch in halber Höhe.

Die Elterngeld-Plus-Variante ist insbesondere interessant, wenn du während des Bezugszeitraumes in Teilzeit arbeitest, da durch die zeitliche Streckung des Elterngeldes vergleichsweise weniger Elterngeld auf das Teilzeitgehalt angerechnet wird. On top können Eltern noch den »Partnerschaftsbonus« von zusätzlich vier Elterngeld-Plus-Monaten beantragen.

Den Elterngeldantrag stellst du bei der zuständigen Elterngeldstelle, in einigen Bundesländern geht das inzwischen auch digital. Dafür hat man rückwirkend drei Monate ab Beginn des Elterngeldbezuges Zeit. Wichtig: Die verschiedenen Elterngeldarten können miteinander kombiniert werden. Wenn sich eure Lebensumstände ändern sollten, könnt ihr die gewählte Elterngeldkombination unter bestimmten Voraussetzungen im Nachhinein ändern – in der Regel aber nur für Monate, die noch nicht ausgezahlt wurden.

Nachname: Wenn ein gemeinsamer Familienname besteht, bekommt das Kind mit der Geburt den Familiennamen als Nachnamen. Habt ihr unterschiedliche Nachnamen, kann euer Kind den Nachnamen der Mutter oder des anderen Elternteils erhalten. Besteht das alleinige Sorgerecht für einen Elternteil, trägt das Kind den Nachnamen dieses Elternteils. Mit Zustimmung beider Elternteile kann das Kind jedoch auch den Namen des nicht sorgeberechtigten Elternteiles erhalten.

Eine Änderung des Nachnamens kann auch nachträglich erfolgen, z.B. im Falle einer nachträglichen Änderung des Sorgerechts, Eheschließung oder Scheidung. Wenn euer Kind älter als fünf Jahre ist, hat es ein Mitbestimmungsrecht, da es der Namensänderung zustimmen muss.

Sorgerecht/Anerkennung Elternschaft: Wenn ihr nicht miteinander verheiratet seid, hat die Mutter automatisch das alleinige Sorgerecht. Bereits vor der Geburt – und natürlich danach – könnt ihr gemeinsam das Sorgerecht übernehmen und beim Jugendamt, oder vor einem Notar oder einer Notarin, eine »Sorgeerklärung« abgeben.

Väter können das gemeinsame Sorgerecht auch ohne die Zustimmung der Mutter erhalten und einen entsprechenden Antrag beim Familiengericht stellen. Dieser Antrag ist nur dann erfolgreich, wenn die Übertragung des gemeinsamen Sorgerechts nicht dem Kindeswohl widerspricht und nicht entsprechende Gründe von der Mutter vorgetragen werden.

Das Umgangsrecht steht jedem Elternteil unabhängig vom Sorgerecht zu, gesetzlich ist es allerdings nicht konkret geregelt. Im Falle einer Trennung solltet ihr zum Wohle des Kindes das Umgangsrecht so schnell wie möglich regeln. Sofern ihr keine Einigung findet, kann eine Mediation häufig sinnvoller sein als eine gerichtliche Auseinandersetzung.

Anmeldung/Geburtsurkunde: Gesetzlich seid ihr verpflichtet, innerhalb von einer Woche nach Geburt zum Standesamt zu gehen und dort die Geburtsurkunde zu beantragen. Zuständig ist das Standesamt, in dessen örtlichen Zuständigkeitsbereich das Kind geboren wurde.

Die Geburtsurkunde ist deshalb wichtig, weil sie Voraussetzung für Anträge, wie z.b. Elterngeld, Kindergeld etc., ist. Ohne die Geburtsurkunde kann euer Baby auch nicht krankenversichert werden.

Elternzeit-Planungen

Wie wollen wir es nach der Geburt machen? Wer soll wie viel Elternzeit nehmen, was ist sinnvoll? Drei exemplarische Modelle von *Stadt Land Mama*-Leserinnen:

Bernadette: Mein Mann hat bei beiden Kindern rund um den ersten Geburtstag zwei Monate am Stück genommen. Wir haben diese Zeit jeweils für einen laaangen Urlaub genutzt. Genauso würde ich es immer wieder machen ... Ich selbst war je eineinhalb Jahre in Elternzeit.

Cate: Beim ersten Kind war ich elf Monate in Elternzeit. Mein Mann war den ersten Monat zu Hause, und als ich wieder angefangen habe zu arbeiten, noch mal drei Monate. Wir haben dann zunächst beide in Teilzeit gearbeitet (ich 50, er 60 Prozent). Beim zweiten Kind war ich knappe zwölf Monate zu Hause und bin Vollzeit wieder eingestiegen. Mein Mann bleibt gerade ein Jahr in Elternzeit daheim. Ab September arbeiten wir dann beide 75 Prozent. Ich finde, dass unser Modell nur Vorteile hat. Jeder übernimmt gleich viel Verantwortung zu Hause und im Job.

Jule: Wir haben es bei beiden Kindern aufgeteilt. Ich am Anfang neun bzw. acht Monate und mein Mann dann fünf bzw. sechs Monate. Fand es super. So konnten sich die Kinder erst mal von Mama und dann später von Papa lösen lernen. Am Anfang wäre es zwar schön gewesen, gemeinsam Zeit zu haben, aber wir fanden es wichtiger, dass mein Mann auch alleine Zeit mit den Kindern hatte.

Lass dich nicht stressen!

Welches Leben entspricht eigentlich unserem Naturell, welche Bedingungen sind für uns artgerecht? Das fragt sich Bestsellerautorin und Erziehungsratgeberin Nicola Schmidt in ihren Büchern und als gefragte Referentin. In diesem Brief macht sie uns Mut, in der Schwangerschaft einfach auf uns zu hören. Und ja, dazu gehört auch mal ein Nein.

Liebe Mamas,

ihr seid »schwanger und nicht krank« – in vielen Situationen des Lebens ist das ein sehr wichtiger, richtiger und passender Satz. Vor allem von extremem Auf-der-Couch-Sitzen oder ständigem Autofahren sei dringend abgeraten, weil das Becken in diesen Positionen sehr ungünstig abgekippt ist und das Kind sich besonders gegen Ende der Schwangerschaft nicht so gut in die richtige Lage zur Geburt bringen kann. Hebammen empfehlen, dass wir uns vor allem in der späten Schwangerschaft regelmäßig bewegen sollten, um das Risiko für Steißlagen und Sternengucker zu verringern.

Der zweite Satz, den ich allen Schwangeren ans Herz legen mag, ist dieser: »Danke, aber: Ich bin schwanger, ich muss gar nichts.« Schwangere müssen nicht weiter funktionieren. Sie müssen auch niemandem etwas beweisen. Wir dürfen einfach entspannt schwanger sein und dürfen zu allem und jedem freundlich, aber bestimmt »nein danke« sagen.

Ich möchte euch das wirklich ans Herz legen. Denn der Versuch, »nicht krank« zu sein, motiviert manche werdende Mama dazu, allen zu zeigen, dass sie genau so viel Leistung bringen kann wie alle anderen auch. Oder sogar mehr! Nämlich: schwanger sein, Auto kaufen, umziehen oder gar Haus kaufen, Vollzeit arbeiten, eine große Reise machen und noch eine Fortbildung absolvieren – und was der Ideen mehr sind.

Grundsätzlich ist dagegen auch nichts einzuwenden. Wir müssen aber beachten: Schwangere sind nicht unverwundbar. Jede Art von Stress wirkt sich auf das Ungeborene aus. Positiver Stress – die Freude über das neue Haus, eine gelungene Prüfung, eine tolle Reise – ist völlig in Ordnung. Und auch negativen Stress kann das Kind verkraften – es gehört zum Leben dazu, mal zur Seite zu springen, einen Schreck zu bekommen oder sich über etwas zu ärgern.

Doch für chronischen negativen Stress sind wir nicht gemacht. Weder Mutter noch Kind. Und auch alle anderen Menschen übrigens nicht. Lange anhaltender negativer Stress belastet den Körper der Mutter und des Babys.

Dabei ist »Stress« sehr individuell. Wenn die Schwiegermama erzählt, dass sie schwanger mit dem dritten Kind mal eben so nebenbei ein Haus gebaut, die Oma gepflegt und ein Examen geschrieben hat, dann hat ihr das (vielleicht) nichts ausgemacht. Aber ihrer Schwiegertochter kann schon der Umzug in eine neue Wohnung zu viel sein. Und das ist okay so! Jeder Mensch wird mit einem anderen Stresssystem geboren, das auf unterschiedliche Reize unterschiedlich stark reagiert. Und viele Menschen merken im Übrigen auch gar nicht mehr, wann sie gestresst sind, weil sie mehr oder weniger »auf Autopilot« laufen. Die Babyzeit kann eine Zeit der Achtsamkeit sein, in der wir uns wieder bewusster mit uns selbst beschäftigen.

In vielen Studien zu Stress in der Schwangerschaft geht es natürlich um massive Stressoren: Naturkatastrophen, psychische Krankheiten, Angstzustände oder schwerwiegende Partnerschaftsprobleme. Hier sind die Effekte besonders stark: Die Babys kommen als Frühgeborene zur Welt oder mit einem geringen Geburtsgewicht. Im späteren Leben ist ihr Risiko für emotionale Probleme, Verhaltens- oder Lernprobleme deutlich erhöht.

Aber es muss nicht immer gleich ein Erdbeben sein. Jeden Mensch »stressen« andere Fragen. Auch die Angst vor der Geburt, Angst vor einem nicht gesunden Kind oder wirtschaftliche und arbeitsbedingte Probleme können eine Mutter Studienergebnissen zufolge massiv unter Stress setzen.

Und auch wenn eine Frau depressive Symptome während der Schwangerschaft verspürt, sehr traurig, niedergeschlagen, gar verzweifelt und ratlos ist – auch dann erlebt der Fötus dies im Mutterleib mit. Er bekommt ebenfalls Stress – und hat später höhere Risiken z.B. für Hyperaktivität, Unruhe als Baby, Übergewicht und stressinduzierte Krankheiten. Dazu braucht es gar keinen Druck von außen.

Was können wir also tun? Wir dürfen gut auf uns achten als Schwangere, sollten unsere Stimmung ernst nehmen und überlegen, was jetzt gut wäre. Wir können uns Hilfe holen und dürfen uns schonen. Unser Umfeld sollte wissen, wie es uns geht.

Wir dürfen sagen:»Das ist mir gerade zu viel« – und zwar einfach so. Wir sollten uns regelmäßig – also nicht nur sonntags, sondern gerne mehrmals am Tag! – fragen, wie es uns geht, ob es jetzt wirklich eine gute Idee ist, diesen Ausflug zu machen oder diesen Auftrag anzunehmen. Haben wir die Ressourcen? Ist es dringend oder wichtig? Muss ich den Keller noch vor der Geburt ausmisten – oder kann das vielleicht einfach noch ein, zwei Jahre warten?

Schwangere sind also wirklich nicht»krank« – aber auch nicht unverwundbar. Daher muss keine Schwangere»weiter funktionieren«. Vielmehr ist es eine wunderbare Gelegenheit, um unser – wie ich sagen würde: nicht»artgerechtes« – schnelles, oft hektisches Leben anzuschauen und uns schon mal auf den langsameren Rhythmus mit Baby einzuschwingen.

Papas können hier eine große Hilfe sein, und wir können unseren Tatendrang auch mal liebevoll gemeinsam überdenken. Jetzt dürfen mal die anderen vor. Das kann auch eine schöne Erfahrung sein!

Eure Nicola Schmidt

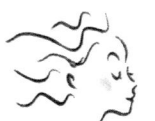 *von Katharina*

Ein Foto und seine Geschichte

O.k., der Bauch ist nicht mehr zu übersehen. Auf die Idee, dass ich einfach nur einen Teller Pasta zu viel hatte, kam keiner mehr. Bis zum Mutterschutz waren es nur noch ein paar Wochen – und obwohl ich mich darauf freute, grummelte es auch immer wieder mal in der Magengegend, wenn ich an die berufliche Pause dachte. Ich mochte meinen Job, meine Kollegen, die Gespräche beim Mittagessen, die Firmenpartys, und ich wusste, dass ich all das ganz schön vermissen würde.

Ich war unsicher, wie lange ich wirklich aussteigen sollte, hatte Bammel, dass sich alles während meiner Elternzeit verändern könnte. Dazu immer die Horrorgeschichten, wie Teilzeitarbeitende aussortiert werden. Tausend kleine Fragezeichen stapelten sich in meinem Kopf. Würde ich rechtzeitig einen Kitaplatz finden? Würde ich die Rückkehr ins Berufsleben schaffen, und wenn nicht – würde uns das Gehalt meines Mannes erst mal reichen? Und was würde diese finanzielle Abhängigkeit dann mit unserer Beziehung machen? Alles berechtigte Fragen – die aber trotzdem zu dem Zeitpunkt überflüssig waren. Denn man kann nicht alles vorab planen.

Niemand weiß, was für ein kleiner Mensch da auf die Welt kommt, ob er viel weint oder nicht, ob er viel schläft oder nie mehr als eine Stunde am Stück. Ob er sich leicht von seinen Eltern lösen kann oder beim Anblick der Erzieherin Schreikrämpfe bekommt. Ob er fit ist wie ein Turnschuh oder jeden Infekt mitnimmt.

Und es weiß auch niemand, wie wir Eltern uns entwickeln. Ob wir den alten Job wirklich vermissen oder ob wir die Gelegenheit nutzen, uns beruflich umzuorientieren, ob wir nach

192

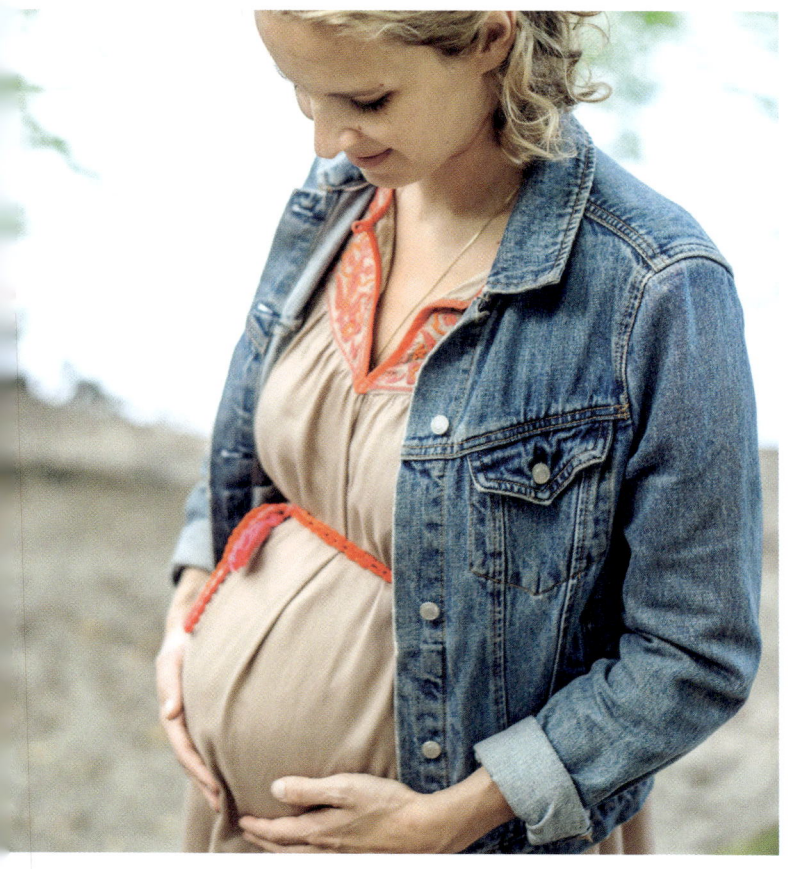

Foto: Leni Moretti

neun Wochen wieder arbeiten wollen oder erst nach drei Jahren. All das wissen wir nicht vor der Geburt. Aber versprochen: Du wirst deine Antworten finden. Wenn die Zeit dafür reif ist. Bei mir war es auch so. Und bis dahin hab Vertrauen in dich und darauf, dass sich alles zurechtruckeln wird.

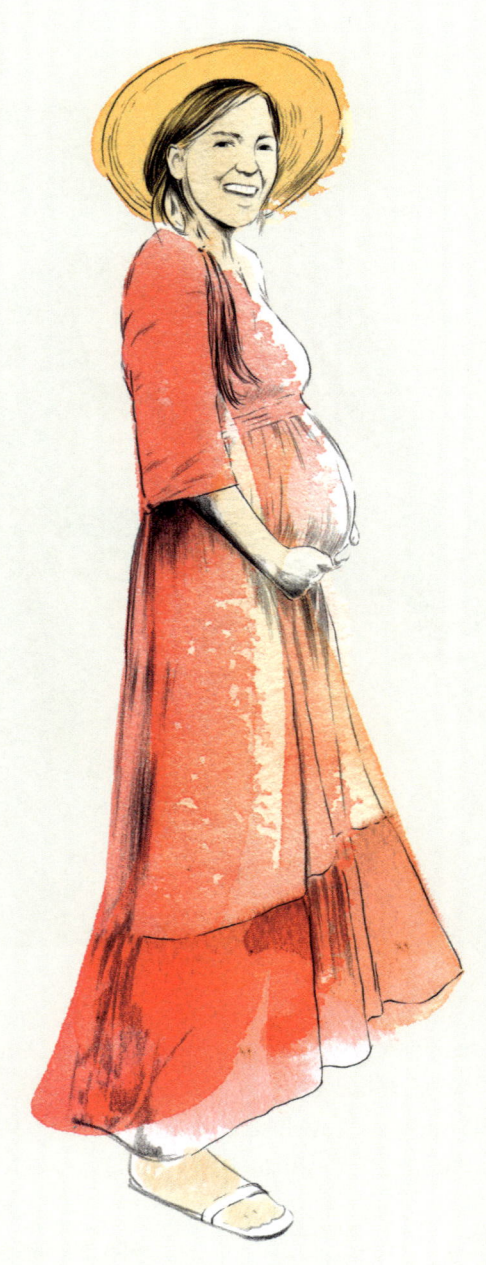

Wow,
bin ich
euphorisch

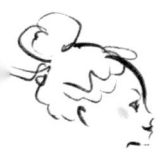

von Lisa

Wie viele Herzen dieses Kind schon berührt!

Wenn du dein Spiegelbild im Schaufenster siehst, bist du da manchmal auch noch selbst erstaunt: Bin das wirklich ich mit dieser Kugel vorn am Bauch? Mit diesen Ausmaßen, die ich im Bikini stolz rausstrecke, statt sie wie sonst immer durch Luftanhalten zu verstecken? So langsam wird es ernst mit dem Baby, das letzte Drittel der Schwangerschaft ist angebrochen. Körper und Seele haben sich mittlerweile daran gewöhnt; du bist von den Anfängern zu den Profis aufgestiegen. Selbst die Außenwelt kann durch das Strampeln bereits Kontakt mit deinem Baby aufnehmen. Wie süß ist das eigentlich?!

Himmel, jetzt geht ja irgendwie doch alles ganz schön schnell ... so kaugummiartig sich die ersten Wochen zogen, so zackig befinden wir uns also schon fast auf der Zielgeraden. Wir werden demnächst eine ganz neue Welt betreten, oder – Moment mal! – haben wir das nicht längst getan? Wabert da nicht schon eine ordentliche Portion Muttergefühle durch unsere Poren? Doch, doch, doch – und das kann ganz schön euphorisierend wirken.

Irgendwie haben wir mit unserem wachsenden Bauch bereits eine Schwelle überschritten – die von der Frau zur Mutter. Diese Kennerblicke von fremden Mamas auf den Bauch, der Blick nach oben ins Gesicht, ein Hauch von Grinsen ... I know how you feel. So ein bisschen wie Motorradfahrer auf Landstraßen an Sonntagen. Die heben doch immer ganz lässig den Finger, wenn sie sich begegnen – egal, ob sie sich kennen oder nicht. Man gehört halt irgendwie zusammen. Knatter, knatter. Mit dem Bauch geht es uns ähnlich. Und diese Vorfreude! Zum Ausflippen! So viel Neugier, so viel Kribbeln. Und ist das nicht wahnsinnig schön, wer sich alles mitfreut?»Hey, du Knaller! Freue mich so über dich und für dich. Und für den werdenden Papa. Und für alle, die bald das kleine Lockenkind sehen können. Freude, Freude, Freude«, schreibt mir meine Cousine, die in Australien lebt.»LOVE YOU.

GLÜCKLICH SEIN IST VIEL BESSER ALS PERFEKT …

Wär so gern bei dir und würd deinen Schwangerenbauch angucken und fühlen. Ich will ab jetzt jeden Tag ein Foto.«

Das nenn ich Familie. Und bald wird diese Familie also um ein Mitglied reicher. Schon jetzt hat dieses kleine Baby so viel auf den Kopf gestellt, hat in so vielen Köpfen und Herzen bereits Platz gefunden. Allein bei meinem Vater. Wie niedlich er per Mail auf das letzte Ultraschallbild reagiert hatte:»Hallo, meine lieben Schwangeren, das ist ja so süß, das kleine Futze-Fräuchen, bin schon völlig verliebt. Sieht nach einem musikalischen Kopf aus – bitte fleißig Mozart vorspielen. Die Lippen könnten auf Trompeterin hindeuten, nach Miles Davis und Till Brönner muss die Sache ja weitergehen, warum nicht mal eine Frau? Ganz herrlich! Passt schön auf euch und das Kleine auf. Mitfiebernd grüßt euch knutschend der zukünftige Opa.«

Und als ich ihn und meine Mama ein paar Tage besuchen fahre, geh ich fast in die Knie, so süß finde ich, wie aufgeregt und mitfiebernd alle schon sind. Wie alle Rücksicht nehmen und mir Mut machen: Die Weltbevölkerung sei sicherlich nicht so groß, wenn man Geburten nicht überstehen würde, meint mein Papa. Meine Schwiegermutter zündet bereits regelmäßig Kerzchen für uns an und hat die niedlichsten Söckchen der Welt gestrickt. Und mein frisch angetrauter Gatte – denn, ja, wir haben im letzten Trimester der Schwangerschaft noch schnell im kleinen Kreis geheiratet, was mich nur noch euphorischer macht – vermisst uns bereits tierisch und schreibt: »Sehne mich nach dir und meinem Baby. Hätte nicht gedacht, dass mir eure Abwesenheit so schwerfällt. Hab mir gestern diese komische Einsame-Insel-Softporno-Schnulze *Blaue Lagune* aus den frühen 80er Jahren angeschaut – nur weil da ein Baby drin vorkommt, übrigens ein süßes blondes. Sag Moko einen Kuss von mir! Liebe«. Ja, noch immer lautet der Spitzname für unser Baby Moko für Mohnkorn. Den echten Namen, darauf haben wir uns geeinigt, würden alle erst nach der Geburt erfahren. Niemand soll uns da reinreden.

SCHON JETZT GIBST DU DEINEM BABY ALLES, WAS ES BRAUCHT, SCHON JETZT BAUST DU WURZELN, VERANKERST URVERTRAUEN, SO TIEF, DASS ES FÜR IMMER BLEIBT.

Ach, und noch mal Schwangerschaftsfotos schießen lassen, da ist doch jetzt der richtige Moment für. Wer weiß, wie lang sich das Baby noch Zeit lässt. Ist das nicht schön, wenn die Anfangsleiden der Schwangerschaft endlich vorbei sind? Wenn man die Schlacht mit der Kloschüssel überlebt hat, sich aber noch (!) ganz gut bewegen kann, bevor der Bauch so groß ist, dass das mit dem Sockenanziehen nicht mehr klappt? An guten Tagen könnte ich Bäume ausreißen vor Freude. Gerade wenn wir eben zu Beginn doch ordentlich gelitten haben, lässt sich das alles noch mal mehr genießen und wertschätzen. Hoffentlich ist das nicht das letzte Mal, dass ich schwanger bin, denke ich schon jetzt. Da sieht man mal, wie sehr Glückshormone einem vorgaukeln können, dass das mit der Übelkeit dann ja doch nicht so schlimm gewesen sein kann. Die ersten Übungswehen. Das Köpfchen mit der süßen Stupsnase und der langen Stirn im Ultraschall, der Popo, der vielleicht noch auf eine Arschbombe zur Geburt hindeutet. Das Fuchteln mit den Ärmchen, das Abstellen der kleinen Füßchen an der Bauchdecke. Ich könnte jedes Mal heulen vor Glück. Und ich freue mich auf die Termine mit der Hebamme, weil ich mich bei ihr so geborgen fühle. Weil es mir so guttut, irgendwie einen Termin mit meinem Baby zu haben. Voller Fokus aufs Kind. Hach.

Ich reagiere auch so superemotional auf Musik in dieser Zeit. Manchmal laufen schon morgens früh die Tränchen, weil das Radio dudelt. Wow, wenn ich dann noch Kinder sehe, werden meine Knie zu Pudding, so niedlich finde ich sie, ich könnte sie alle knuddeln.

Ich schaue an meinem Bauch runter, und er ist kugelrund und sieht so schwanger aus und so prall, wie ich ihn nie erwartet hätte. Ich bekomme so gut wie jede Bewegung von meinem Baby mit, weil es doch recht eng geworden zu sein scheint in mir. So schön.

Wenn ich allein den Wickeltisch im Badezimmer anschaue, den wir jüngst aufgebaut haben, dann flattert mein Herz. Das Babymützchen, das darauf liegt, der aufknöpfbare Schlafanzug für mich und eine Flasche Champagner für den Papa für nach der Geburt. Der hat auch noch einen Mutmacherzettel dazugelegt. Für mich. Wie sollte ich da nicht den ganzen Tag vor Rührung heulen?

Auch die Kollegen und Kolleginnen aus dem Büro haben mich mittlerweile so süß verabschiedet, mit Geschenken und

Karten und den besten Wünschen. Endlich kann ich meinen Bauch tagsüber mal ein bisschen in die Sonne halten. Und als würde ich plötzlich einfach auch etwas anderes ausstrahlen, sagen mir lauter Leute, wie toll mir der Bauch stehe ... Ich tauche ein in diese Wonne, gönne mir das bisschen Ruhm, das mir der Bauch beschert, die volle Aufmerksamkeit, die bislang noch ganz mir gehört!

Und dabei steht mir das Allerschönste ja noch bevor: Denn bald, ganz bald, da wird mein Baby kommen. »The final countdown« läuft – und auch bei dieser Melodie bleibt doch bei mir schon wieder kein Auge trocken ...

Die Ich-würd-am-liebsten-alles-kaufen-Liste

Was man wirklich braucht	Was man vermutlich auch noch braucht	Was man wirklich kauft
Liebe	Geduld	Schnuffel-Kuscheltiere
	Spucktücher	Nasensauger
	Bettchen (erledigt sich bei Familienbettplanungen aber auch)	geruchsneutralisierende Windelmülleimer
	bisschen Kleidung	Kinderzimmeraufkleber und Bordüren
	Windeln	Stillhütchen
	Tragetuch/Kinderwagen	Federwiege
		Babyschalen-Inlets
		etliche Mobilés
		niedliche Schlafsäcke
		batteriebetriebener Kinderwagenschuckler
		Einschlaf-CD mit Staubsaugergeräuschen
		tausend Cremes
		Milchpumpe
		Baby-Ugg-Boots

Humor hilft immer!

Manches in der Schwangerschaft ist so neu, dass es uns auch mal zum Lachen bringt. Weil die Tipps zu skurril sind oder die neue Welt, die du da mit deinem wachsenden Bauch betreten hast, einfach so anders ist als alles, was du bis dahin kanntest. Welche Sätze uns zum Grinsen brachten:

»Jetzt pflücken wir mal Grashalme mit unserer Scheide.«
– Zum Beckenbodentraining.

»Setzt euch auf den Tennisball, um den Geburtsschmerz schon mal vorzufühlen.«
– Im Geburtsvorbereitungskurs.

»Füllt Kondome mit Wasser und friert sie ein.«
– um nach der Hausgeburt die Dammnaht zu kühlen.

»Habt immer weiße Kohlblätter in eurem Kühlschrank!«
– Damit kühlt sich ein Milchstau am besten.
(Vorsicht! Roter Kohl lässt dich auf dem Oberkörper aussehen wie nach einer Art Blutgemetzel, das haben wir netterweise für dich getestet.)

»Dein Partner kann dir den Damm zwischen Po und Vagina massieren.«
– Ähm, du, Schaahaaatz ... nee, doch nicht, schon gut.

»Du kannst aus der Plazenta auch Globuli herstellen lassen.«
– Angeblich sollen die für wunderbare Fingernägel, glänzende Haare und gute Haut sorgen. Ob das an Kannibalismus grenzt? Nun, Auslegungssache.

Gastbeitrag

Zwillinge! Doppelter Glückwunsch!!

Doppeltes Glück, doppelte Last – sind die Wehwehchen für die Mama bei Mehrlingen doppelt so schlimm? So ein Quatsch, und nein, du musst auch nicht für drei essen, und nein, es kommen auch nicht alle Zwillinge als Frühchen, und nein, die meisten Zwillinge essen sich im Mutterleib nichts gegenseitig weg, und nein, nur weil es zwei Plazenten gibt, heißt das nicht, dass die beiden zweieiig sind, das kann man erst nach der Geburt per Gentest feststellen. Und nein, du wirst auch nicht platzen, bislang haben wir jedenfalls noch von keiner geplatzten Frau gehört. Im Gegenteil.

Du darfst dich riesig auf diese besondere Aufgabe freuen! Das findet auch Zwillingsexpertin Inga Sarrazin, die nicht nur selbst Zwillinge hat, sondern zusammen mit Hebamme Jana Friedrich auch Geburtsvorbereitungskurse für werdende Zwillingseltern gibt. Sie hat uns diesen Glückwunschtext geschrieben, der übrigens jede werdende Mama motivieren darf – nicht nur die, die gerade zwei oder mehr Babys gleichzeitig erwarten ...

Du bist schwanger mit Zwillingen? Herzlichen Glückwunsch, du trittst dem Club der Zwillingseltern bei und gehörst zu den etwa zwei Prozent der Schwangeren im Jahr, die Zwillinge zur Welt bringen werden. Herzlich willkommen! Und weil es so schön ist, dass du zu uns gehörst, schenken wir dir einen Strauß voller positiver Gedanken:

Dein Körper ist einzigartig!

Dein Körper schafft Platz für zwei Kinder, dein Körper versorgt zwei Kinder, dein Körper stellt sich bereits in der Schwangerschaft auf die Ernährung von zwei Kindern ein, dein Körper wird zwei Kinder gebären. Feiere deinen Körper!

Du bist wandelbar!

Hast du das Glück, zwei Babys mit verschiedenem Geschlecht das Leben schenken zu dürfen, dann passt sich deine Muttermilch genau diesen Geschlechtern an. Denn Muttermilch hat eine andere Zusammensetzung für Jungen als für Mädchen. Bekommst du gleichgeschlechtliche Zwillinge, dann staune, wie du deine Gene gleichmäßig an sie verteilst. Du bist ein Wunder der Natur!

Du bist ein Glückskind!

Denn du darfst mit einer Schwangerschaft zwei Menschenkindern das Leben schenken! Ob auf natürlichem Wege oder per Kaiserschnitt, ob Stillen ja oder nein, ob tragend durchs Leben oder im Kinderwagen, vier Äuglein staunen dich an, und zwei Babys schenken dir all ihre Liebe und ihr bedingungsloses Vertrauen. Strotze nur so vor Glücksgefühlen!

Du bist etwas Besonderes!

Die Versorgung von zwei Babys ringt vielen Menschen verdammt viel Respekt ab, denn was du bereits in der Schwangerschaft, aber vor allem im Leben mit Zwillingen täglich (und in den langen Nächten) leistest, kann sich niemand auch nur im Ansatz vorstellen. Deine besondere Kraft und deine Liebe machen dies möglich.

Du bist die Ausnahme ...

... von der Regel, und das Wunderbare daran ist, dass du viel weniger schlaue Ratschläge als Eltern mit einem Kind erhalten wirst, einfach weil du zwei Babys hast und 98 Prozent der Eltern nicht mitreden können. Dafür bist du der Star auf den Bürgersteigen, denn du und deine Zwillinge seid einfach ein besonderer Blickfang.

Du bist grandios!

Zwei Babys im Arm halten? Kein Problem. Zwei Babys gleichzeitig füttern? Aber klar. Parallel wickeln? Easy. Doppelte Liebe verteilen? War es je anders?

Du darfst stolz auf dich sein!

Mit Beginn der Zwillingsschwangerschaft und als Zwillingsmama entfaltest du ungeahnte Reserven, Kräfte und Nerven. Und auch wenn du ganz tief in dir denkst: »Ich schaffe das nicht, ich kann niemandem gerecht werden«, dann wirst du überrascht sein: Du wächst in allem über dich hinaus! Du bist die Multitaskerin schlechthin und für deine Kinder der Fels in der Brandung.

Du bist einfach die beste Mama für deine Zwillinge.

Willkommen im Club, schön, dass du bei uns bist!

SIND SCHWANGERSCHAFTEN ANSTECKEND?

Es ist doch schon lustig: Sobald wir selbst schwanger sind, sehen wir überall nur noch Schwangere, als hätte sich unser Blick verändert – und das hat er bestimmt auch. Aber manchmal ist es eben auch so, dass im Büro dann plötzlich auch die Kollegin schwanger wird. Im Haus nebenan die Nachbarin. Oder die beste Freundin oder Schwester gleich mit. Sind Schwangerschaften also ansteckend? Nun, möglich ist das schon. Nicht im biologischen, aber im emotionalen Sinne. Denn auch wir können uns von einer gewissen Art von Gebärneid nicht freisprechen. Kinder machen halt einfach süchtig. Und sobald wir hören, dass jemand anders schwanger ist, geht das Kopfkino los. Wäre das bei uns nicht auch noch mal denkbar? (Wär's nicht! Wär's nicht! Wäre es etwa doch?!) Vielleicht ist ja auch bei dir gerade eine Art Babyboom ausgebrochen. Wer weiß, vielleicht warst du ja der Dominostein, der ihn ins Rollen gebracht hat.

Newsticker zur aktuellen Lage

+++ Bikinifigur: Endlich im Sommer nicht mehr den Bauch einziehen müssen! +++ Weg mit dem Körperhass! Staunen, was er vollbringen kann +++ Letzte Wochen genießen: Noch mal bingewatchen mit der Freundin oder essen gehen mit dem Partner +++ Themencheck: Redest du nur noch übers Baby oder auch noch über anderes? +++ Eil! Eil! Eil! Wunderkind: Dein Baby kann rund um die 30. Woche schon seine Augen öffnen und Helligkeitsunterschiede wahrnehmen +++ Geschmacksknospen: Dein Baby kann schon zwischen Süß, Sauer und Bitter unterscheiden +++ Daumen lutschen: Dein Baby übt den Saugreflex +++ Gymnastikball statt Schreibtischstuhl: hilft gegen Rückenschmerzen und später beim Babyberuhigen +++ Busenwunder: Vielleicht kommt schon ein bisschen Vormilch aus deiner Brust +++ Schwere Beine: Es geht los mit den Wassereinlagerungen, bester Grund, um Einkäufe nicht mehr selbst zu erledigen +++ Letzte Chancen nutzen: etwa um noch mal Fotos einzukleben +++ Herzbeben: Beim CTG einfach mal die Herztöne des Babys mit dem Handy aufnehmen – als Erinnerung +++ Atemfrequenz: Die vielen Hormone in deinem Körper machen dich kurzatmig +++ Bloody Mary: Durch deinen Körper schwirren 25 Prozent mehr Blut als sonst +++ Profitipps: Endlich bist du so weit schwanger, dass du Neuschwangeren bereits bewährte Ratschläge geben kannst +++ Platzmangel: Dein Baby kann sich im Bauch nicht mehr wirklich frei bewegen +++ Tschüss, Aua! Gegen Rücken- und Nackenschmerzen hilft am besten schonende Bewegung wie spazieren gehen oder Yoga +++ Notfallhilfe: Bei Wadenkrämpfen Bein lang strecken, Fußspitze Richtung Kopf ziehen +++ Kribbelnde Rippen sind unangenehm, aber nicht gefährlich +++ Vorfreude ist die schönste Freude!

Was erwartet dich nach der Geburt?

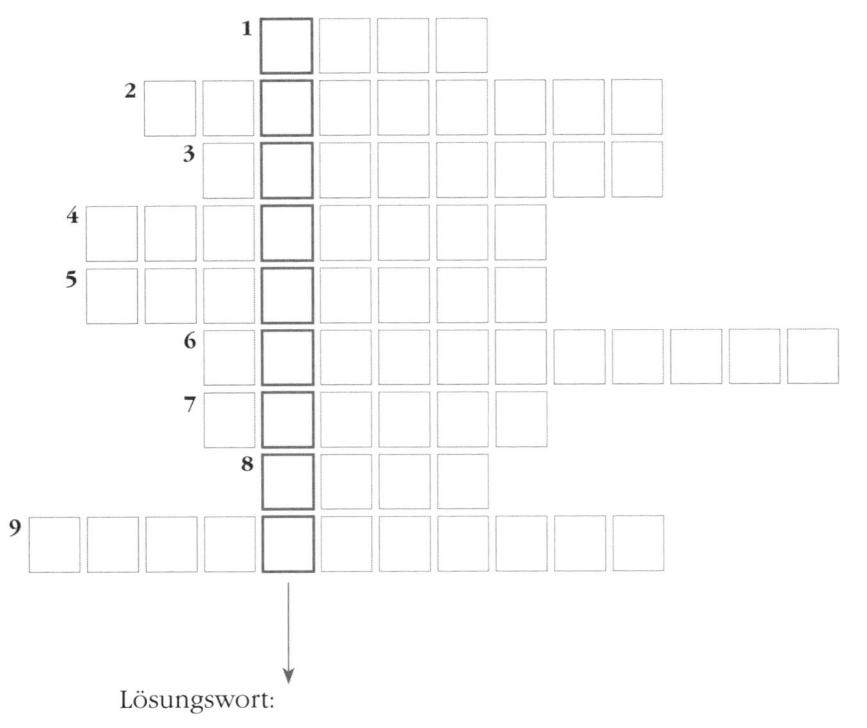

Lösungswort:

Die Fragen dazu:

1. Erste Beikost
2. Hilfe für Spaziergänge mit Baby
3. Möglichkeit der Muttermilchgewinnung
4. Schlafplatz fürs Kind
5. Größter Elternwunsch nach den ersten Monaten
6. Gerät zum Babyschieben
7. Womit endet die Schwangerschaft?
8. Babykleidung mit Druckknöpfen
9. Möbelstück für Babys Körperpflege

Lösung:

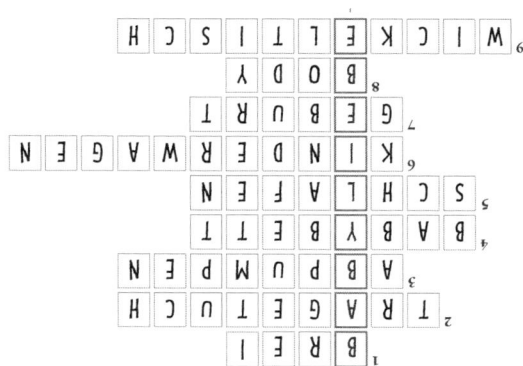

Andere Länder, andere Sitten

Es gibt doch nichts, was es nicht gibt – das gilt natürlich auch fürs Kinderkriegen. Die skurrilsten Bräuche hat Autorin Nadine Luck für uns gesammelt. Wusstest du, dass ...

... bei den Massai in Kenia die Braut nach der Geburt statt mit Glückwünschen mit Beleidigungen überhäuft und mit Tiermist eingerieben wird? Dieser Brauch soll sie auf den steinigen Ehealltag vorbereiten.

... Inuit in Alaska glauben, mehr Sex haben zu müssen, um einen Jungen zu bekommen? Dieser müsse nämlich »erst aufgebaut« werden.

... sich Frauen auf den Philippinen mit ihrem Babybauch über die werdenden Väter rollen, um ein bisschen von ihrer Morgenübelkeit an sie abzugeben? Geteiltes Leid ist eben halbes Leid – oder so.

... thailändische Frauen davon ausgehen, dass die Folgsamkeit oder Frechheit ihres Kindes mit der Geburt zu beeinflussen ist? Je mehr sie die Zähne zusammenbeißen, desto braver das Kind. (Wow, was muss meine Mama laut gewesen sein damals!)

... Geburtshelferinnen in Afghanistan die Nabelschnur mit einem Schuh der Mutter durchtrennen? Angeblich soll das dem Kind ein langes, gesundes Leben bescheren.

... 2014 ein Gesetz in Abu Dhabi eingeführt wurde, das Mütter dazu verpflichtete, ihre Kinder zwei Jahre lang aus der Brust trinken zu lassen? Männer können ihre Ehefrauen seither verklagen, wenn sie ihre »mütterlichen Pflichten« nicht erfüllen und nicht stillen.

... Säuglinge auf Bali sechs Monate lang nicht den Boden berühren sollen und deswegen quasi nonstop getragen werden?

... im Sudan eine Hochzeit erst nach der Geburt des zweiten Kindes gültig ist? Gibt es nur einen Nachkommen, darf die Ehe wieder aufgelöst werden.

... in Südkorea der erste Geburtstag des Kindes oft das teuerste Fest seines Lebens ist? Viele lassen sich die Party umgerechnet 7000 bis 8000 Euro kosten ...

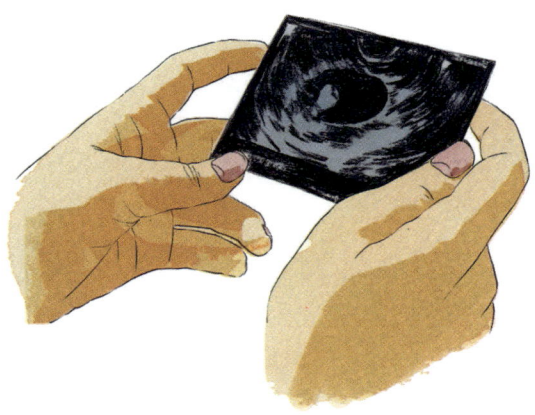

Gastbeitrag

»Die letzte Schwangerschaft«

Susanne hat schon vier Kinder, als sie und ihr Partner sich noch ein weiteres wünschen. Drei Jahre lang hegen sie den großen Wunsch nach Baby Nummer fünf. Als sie schon fast aufgegeben haben, stellt sich dann doch noch mal das große Glück ein. Mittlerweile ist Susanne im neunten Monat. Bald sind sie zu siebt ...

Nun sitze ich hier mit Tee in der Hand und ein paar Minuten Zeit – Zeit, die ich mir gerade ganz bewusst nehme für ein paar Gedanken auf den letzten Metern meiner Schwangerschaft. Das ist immer noch ein so surreales Gefühl, so unwirklich: Wird es bald losgehen? Werden wir noch ein paar Tage oder gar Wochen warten müssen? Oder macht es gleich »peng- platsch!« und die Geburt startet mit einem Blasensprung? Werde ich dieses und jenes noch erledigen können, oder war ich eben vielleicht sogar das letzte Mal in aller Ruhe duschen? So viele Unsicherheiten, auch beim fünften Mal noch. Was jedoch jetzt schon sicher ist: Diese Schwangerschaft wird meine letzte sein.

Ich weiß noch genau, wie aufgeregt ich beim ersten Kind gewesen bin, wie ich mir weder vorstellen konnte, ein Kind zu gebären, noch, wie es danach werden würde. Zum allerersten Mal als Mutter. Mit einem Baby im Arm. Mit meinem Baby!

Natürlich gab es fragende Blicke, als wir von der Schwangerschaft mit unserem fünften Kind erzählten.

»Das ist doch bestimmt viel Arbeit, oder?!«

»Aber dann hörst du doch ganz auf im Büro, nicht?!«

»Seid ihr euch auch wirklich sicher?«

212

Ja, verdammt! Wir sind uns sicher! So sicher, wie man sich nach fast drei Jahren unerfülltem Kinderwunsch sein kann! Wir haben dieses fünfte Kind herbeigesehnt, auch wenn kaum einer das ahnte. Nachdem ich mit den ersten Kindern immer problemlos schwanger geworden war, war es diesmal komplizierter gewesen. Eigentlich war körperlich alles in Ordnung. Es könnte am Alter liegen, hieß es von verschiedenen Ärzten ... Man versuchte, uns zu beschwichtigen, es seien doch schon Kinder da, ob man es nun wirklich auf eine weitere Schwangerschaft anlegen müsse? Was wussten die schon! Wir hofften einfach weiter, Monat für Monat – mit all den Fruchtbarkeitsstatistiken im Hinterkopf. Die Zeit arbeitete gegen uns ...

Und dann war plötzlich dieser Tag erreicht, meine ganz persönliche Deadline: mein 40. Geburtstag. Mittlerweile hatte ich mich damit abgefunden, dass das Kapitel Schwangerschaft in meinem Leben wohl beendet wäre. Denn ja: Wir hatten ja wirklich schon vier tolle Kinder, und ein fünftes war zwar sehnlichst erwünscht gewesen, aber nun blickte ich doch frohen Mutes einer Zukunft fernab von Windelwechseln und durchwachten Nächten entgegen. Ich verkaufte die ersten Babysachen, warf Ballast ab und kümmerte mich um berufliche Fortbildungen. Bis da wenige Wochen später dieses ganz komische Gefühl war. Recht schnell wurde aus dem Erstaunen die Gewissheit: Da will wohl doch noch jemand zu uns kommen! Überraschung!!!

Was habe ich die ersten Wochen gelitten, gebangt und gehofft – ganz im Gegensatz zur ersten Schwangerschaft hatte ich ja nun schon einiges gelesen, gehört und auch schon mehrfach am eigenen Leib erfahren müssen, zum Beispiel dass die Natur eine nicht intakte Schwangerschaft beendet. Ressourcenschonung sozusagen. Doch das kleine Wunder blieb bei uns, entwickelte sich prächtig und ging manchmal trotzdem fast unter im turbulenten Familienalltag. Oft aber blieb kaum Zeit für Sorgen oder ein schlechtes Gewissen, was wiederum verdammt gut war. Ich fühlte mich wohl in meinem Körper, bewunderte meine zunehmenden Rundungen, machte regelmäßig Yoga, brauchte mir nach vier Schwangerschaften um vieles keine Gedanken mehr zu machen und hatte dabei den Kopf immer voll mit anderen Dingen: Reparaturen am Haus, wochenweise Aushilfe bei meinem Arbeitgeber, eine Einschulung, diverse Geburtstage und das, was eben sonst noch alles so ansteht in einer Großfamilie.

Aber jetzt, in diesen letzten Schwangerschaftswochen, steigt (ganz erwartungsgemäß) mein Bedürfnis nach Ruhe, und ich richte meinen Fokus wieder mehr auf meinen Bauch und dieses mittlerweile sehr präsente Wesen darin: Wie wird es wohl aussehen? Wie wird es wohl werden mit einem Neugeborenen? Wie sehr wird sich das Familiengefüge dieses Mal zurechtruckeln müssen, bis alle mit der Umstellung klarkommen? Warum sieht ein Babybody in Größe 50 immer noch so mini winzig aus und doch so groß, wenn ich ihn vor meinen Bauch halte? Wie zur Hölle soll ich die Geburt durchstehen, die Nachwehen und den Milcheinschuss? Wie klein sind bitte die Babys auf den Fotos an der Wohnzimmerwand, die nun schon so groß sind und den Tisch decken, Rechtschreibwettbewerbe gewinnen und sich manchmal wie waschechte Teenager benehmen?!

Es sind dann doch immer dieselben Fragen kurz vor der Geburt, und wie immer ist es für mich unvorstellbar und gleichzeitig wunderschön, mir die anstehenden Veränderungen auszumalen. Auch mit den anderen Kindern rede ich nun häufiger über unser baldiges Leben zu siebt. Abend für Abend halte ich kleine Beulen in meinen Händen und kann doch nicht glauben, dass unter der Bauchdecke ein kompletter Mensch gewachsen ist, den ich bald im Arm halten werde. In meinem Bauch ist ein Baby! Mit zwei Füßen und zwei Händen und schon winzigen Fingernägeln daran! Ist das nicht ein kleines bisschen unglaublich? Gleichzeitig nehme ich Abschied von diesem einzigartigen Gefühl, ein neues Leben im Bauch zu tragen. Ein bisschen Wehmut ist dabei – vor allem ist da aber auch riesige Dankbarkeit, das alles noch einmal erleben zu dürfen. Ganz selten tauchen in diesen ruhigen Augenblicken leise Zweifel auf, die ich mittlerweile schon aus den anderen Schwangerschaften kenne: Werde ich den älteren Geschwistern dann überhaupt noch gerecht werden können? Wird der Platz hier zu Hause reichen? Und später das Geld? Und was ist mit meinen Nerven?! Himmel! Wir müssen verrückt gewesen sein!

Und dann trifft mich wieder ein kleiner Kick unter den Rippenbogen, und ich kann nicht anders, ich muss einfach lächeln: Ja, es wird alles klappen! Es hat immer geklappt, und es wird auch dieses Mal alles gut. Vor allem wenn da jemand so dringend noch zu uns wollte!

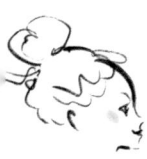

von Lisa

Ein Foto und seine Geschichte

Wie unplanbar das Leben mit Kindern ist, das zeigen uns schon unsere Schwangerschaften mehr als deutlich, oder? Ich hatte immer früh Kinder haben wollen, irgendwie war das so in mir veranlagt, auch meine Mutter hatte meinen Bruder und mich noch recht jung bekommen. Und es mag ja Paare geben, bei denen das mit dem Schwangerwerden sofort klappt. Ein Schuss, ein Tor sozusagen. Andere hingegen fiebern auf den Moment hin, bis der Schwangerschaftstest positiv ist. Wir haben es nicht gänzlich in der Hand, und dieser Kontrollverlust ist nicht nur doof. Er lehrt uns so vieles. Dinge hinzunehmen, die nicht zu ändern sind. Flexibel zu bleiben, weil so ein Leben mit Kindern eben auch immer Überraschungen bereithält. Aber genau das macht uns halt auch so empfänglich für die Euphorie, für die guten Gefühle, für die Vorfreude.

Auf diesem Foto bin ich 25 Jahre alt, habe ein zweijähriges Mädchen neben mir herumturnen und Zwillinge im Bauch, die schon bald zur Welt kommen werden. Mit 26 würde ich Dreifachmama sein. Fast wäre ich vom Gynäkologinnenstuhl gefallen, als ich davon erfuhr. Und sosehr ich nun die doppelten Beschwerden erwartete, so wenig traten diese ein. Ich übergab mich im Vergleich zur Einlingsschwangerschaft weniger. Und sosehr ich mich sorgte, die beiden Herren in meinem Bauch könnten nach der Geburt so viel schreien wie ihre große Schwester, so ruhig waren sie in den ersten Monaten.

Was ich sagen will: Mit Bäuchen und Kindern lässt sich schlecht planen. Lasst uns also einfach zurücklehnen und abwarten, was passiert. Denn so bleiben wir nicht nur offen

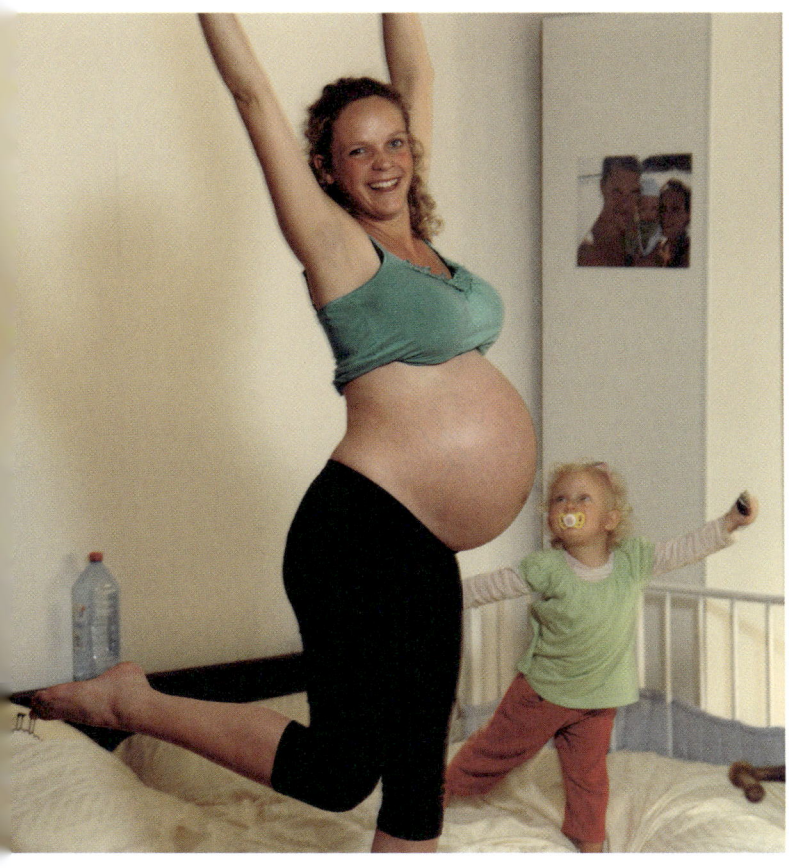

Foto: Charles Yunck

für Neues, sondern haben auch die große Chance, uns mal so richtig vom Leben überraschen zu lassen! Was könnte es Besseres geben?

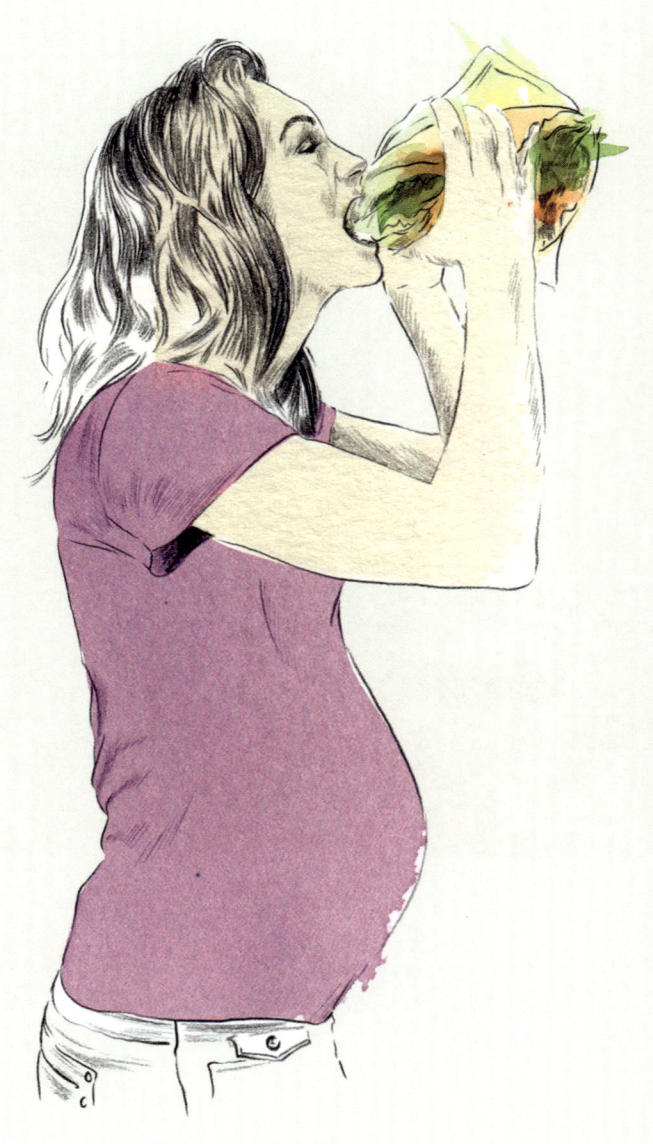

Wow,
bin ich
launisch

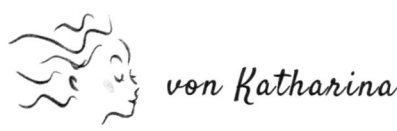

von Katharina

Ich bin schwanger, holt mich hier raus!

Langsam wird's eng – und zwar nicht nur im Bauch. Vielleicht möchtest du manchmal einfach »Macht euren Scheiß doch alleine« rufen. Denn so eine Schwangerschaft schenkt dir ja nicht nur ein Kind, sondern auch einen explosiven Cocktail aus Hormonen und viele zusätzliche Kilos auf den Hüften frei Haus mit dazu. Die letzten Meter bis zur Geburt sind nicht für alle ein Spaziergang. Da sinkt die Stimmung schon mal bis in den Keller, wenn dir auf Plakaten glückstrahlende Honigkuchenpferde begegnen, die liebevoll die Hand auf ihren Babybauch legen, während du dir selbst wie ein Zementsack vorkommst. Ist okay. Geht wieder weg. Vielleicht hast du ja einfach nur ... Hunger?!

Ach nööö, schon wieder ist der Lieblingsjoghurt ausverkauft. Ja, SCHON WIEDER! Ich bin nämlich extra wieder in den Supermarkt gefahren, weil ich vor zwei Tagen schon vor einem leeren Regal stand. Ich will aber genau den Joghurt, und NEIN, es gibt keinen, der so ähnlich schmeckt. Ich bin genervt. So sehr, dass ich am liebsten per Supermarktlautsprecher fragen würde, warum jeder in diesem Viertel ausgerechnet meinen Joghurt kauft. Denn ja, es ist MEIN Joghurt. Und dass ich ihn nicht gleich essen kann, macht mich zornig.

»Haaalllo, werte Mitmenschen. Ich bin hochschwanger und absolut abhängig von Erdbeerjoghurt. Es wäre also wunderbar, wenn ihr alle so lange auf Maracuja oder Waldbeere ausweichen würdet, bis ich das Kind bekommen habe. Das ist ja wohl nicht zu viel verlangt!« Am liebsten würde ich mich auf den Boden schmeißen und mit den Fäusten auf die Erde trommeln.

Genau das wollte ich heute Morgen schon tun, weil kein Handtuch mehr im Badezimmer war und ich nass-frierend nackig durch die Wohnung rennen musste. Arrghhh, so was versaut mir die Laune.

»Was ist eigentlich mit dir los?«, fragt mein Mann mich später, als ich ihm wutschnaubend davon erzähle, dass es tatsächlich Menschen gibt, die mir meinen Joghurt wegessen. Ich überlege. Er hat recht. Ich bin echt schrecklich launisch. Himmelhochjauchzend, zu Tode betrübt – und dazwischen liegt oft nur ein leeres Supermarktregal.

WIE VIEL WASSER KANN EIN KÖRPER EIGENTLICH SPEICHERN, OHNE ZU PLATZEN? FRAGE FÜR EINE FREUNDIN …

Ich kann nichts dafür, diese fiesen Hormonbiester plagen mich. Sie machen, dass ich mich manchmal wie die schönste Schwangere der Welt fühle – und dann wieder wie ein aufgeblähtes Walross. Dank ihnen freue ich mich wie verrückt auf mein Baby – und auf der anderen Seite habe ich Bammel vor dem Geburtsschmerz.

Manchmal will ich, dass es jetzt bitte SOFORT losgeht, kurz darauf wünsche ich mir, wir hätten noch ewig Zeit zur Vorbereitung. Aber ganz ehrlich: Wer kann mir diese Auf und Abs verübeln? Ich kann nachts nicht mehr richtig schlafen, weil der Bauch in jeder Position drückt. Dazu dieses gemeine Sodbrennen. Meine Füße sind voller Wasser, und beim Blick auf die Waage bin ich neulich fast umgekippt. Dass mein Körper sich so verändern würde, hätte ich nicht gedacht. Gut – das mag auch an den Unmengen von Laugenbrötchen mit Nutella liegen, die ich verdrücke. Zum Frühstück schon alleine drei Stück. Ich gebe es zu: Ich bin maßlos. Maßlos mit Futtern, Gefühlen, Emotionen, Vorfreude, Herzpochen. Und leider kann ich mich auch beim Thema Shopping kaum zügeln. Laut Erstausstattungsliste brauche ich sechs Bodys für das Baby. Beim Blick in die Kommode stapelt sich da aber schon wesentlich mehr. All diese niedlichen kleinen Klamotten haben laut meinen Namen gerufen, so dass ich sie einfach kaufen musste.

Jetzt stehe ich hier, nehme die Sachen aus der Schublade, wende sie hin und her und kann es nicht glauben: Diese Söckchen wird bald mein Baby tragen. Ein echter kleiner Mensch, mein Kind. Dieses Wesen, dessen Tritte ich spüre und das ich jetzt schon so sehr liebe. Wie klein doch diese Ärmelchen sind, hoffentlich schaffe ich es, mein Kind anzuziehen, ohne ihm weh zu tun – sind Neugeborene sehr zerbrechlich ...?!

Dann atme ich ein und aus, gehe in die Küche und esse einen Erdbeerjoghurt, den mir mein Mann – ja, WO eigentlich? – vermutlich mit Blaulicht auf dem Dach noch irgendwo notfallmäßig besorgt hat. Mein Kopfkarussell wird langsamer. Und dann kann ich wieder spüren, was mein Herz mir sagen will. Dass alles gut wird. Dass wir das Kind schon schaukeln werden. Und dass wir großes Glück haben, bald eine Familie zu sein. Mit allem Drum und Dran, mit guten und schlechten Tagen. Aber vor allem mit viel Liebe füreinander. (Und mit Erdbeerjoghurt! Wagt es nicht, mir den noch mal wegzuessen!)

222

Was wir uns an schlechten Tagen fragen

- ▶ Krieg ich nun immer Oberschenkelkrämpfe beim Treppensteigen?
- ▶ Fluchen Frauen wirklich unter der Geburt und rufen Schimpfworte?
- ▶ Muss ich jetzt auch so einen Babyshower mit den Mädels veranstalten?
- ▶ Bleibt meine bislang überschaubare Oberweite jetzt immer bei 80F?
- ▶ Wird meine Schuhgröße durch die Wassereinlagerungen jetzt für immer verändert?
- ▶ Ist mein Bauch zu groß oder klein?
- ▶ Kann oder will dieses Kind seinen Kopf nicht nach unten drehen?
- ▶ Kribbeln die Rippen am Brustkorb wegen Schoki oder wegen Baby?
- ▶ Bleiben die Dehnungsstreifen dauerhaft rot?
- ▶ Werde ich je die Kontrolle über mein Leben wiedererlangen (oder hatte ich sie je)?
- ▶ Darf ich noch über anderer Leute Babyvornamen lachen?
- ▶ Hab ich jetzt fortwährend Hunger für drei?
- ▶ Werden mich meine KollegInnen wenigstens vermissen?

- ▶ Muss ich vor der Geburt noch mal zur Pedi- und Maniküre?
- ▶ Kann auch ein Kaiserschnitt eine selbstbestimmte Geburt sein?
- ▶ Darf ich mein Handy mit in den Kreißsaal nehmen?
- ▶ Waren das jetzt Vor- oder Senkwehen?
- ▶ Kann sich mein Partner eigentlich vorstellen, was ich hier gerade leiste?

Tipp

Wer am Ende der Schwangerschaft Nerven sparen will, nennt einen späteren Geburtstermin als den eigentlich errechneten. Sonst werden euch um den Termin herum im Stunden- bis Minutentakt Fragen erreichen, ob es schon losgeht.

Der erste Geburtsvorbereitungskurs

Selten hat sich die Autorin dieses Textes so fehl am Platz gefühlt wie in den sechs Hebammensitzungen zur Einstimmung auf die Entbindung. Hier erzählt sie, warum.

»Das Steißbein ist weg.« Unsere Hebamme, die sonst nichts als Ruhe ausstrahlt, wirkt tatsächlich gehetzt, fast aufbrausend. Alle schauen unter ihre Gymnastikmatten, aber es ist nirgends zu finden. »Schauen wir uns das weibliche Becken also ohne Steißbein an«, sagt sie resignierend. Das Becken ist aus Kunststoff, und jetzt muss die arme Babypuppe ran. Sie wird fast brutal durch das Beckenskelett gedrückt. Insgeheim frage ich mich, wie oft diese arme Babypuppe wohl schon für nichtsahnende Baldeltern geboren werden musste.

Willkommen in meinem ersten Geburtsvorbereitungskurs, wir haben einen für Paare gewählt. An sechs Abenden sollen wir nun alles darüber erfahren, wie wir das Baby, das wir da gemeinsam in den Bauch reingekriegt haben, wieder herausbekommen. Willkommen auch im Reich des Hokuspokus, in dem es nicht nur um Globuli und Hypnobirthing ohne Schmerzen geht, sondern auch um Lamaze und Moxibustion. Ja, davon hatte ich auch noch nie zuvor gehört! Da sollen uns ernsthaft brennende Stäbchen zwischen die Zehen gesteckt werden! Krass!

Wo bin ich hier reingeraten?

Bei unserem ersten Termin klingelt dann leider mein Handy, wir sind vier Minuten zu spät und haben die Schuhe noch an. Was für ein Auftakt! Nun, also sorry, hehe, Flugmodus und Socken. Acht Augenpaare mustern uns skeptisch, als wir den Raum schließlich auf leisen Sohlen betreten. Wir setzen uns auf den letzten freien Platz in der Hufeisensitzordnung, direkt gegenüber der Kursleiterin. Zwischen all den bunten Gymnastikmatten hat sie Apfelstückchen, Wasser und Tee drapiert. Der Raum ist in warmen Orangetönen gestrichen, an den Wänden hängen Plakate mit stillenden Frauen aus der ganzen Welt. Die Luft ist stickig und riecht latent nach Räucherstäbchen.

Die zierliche Hebamme spricht ganz langsam und sanft. Sie hat etwas Elfenartiges mit ihren langen hellen Haaren über der Schulter und der kaum hörbaren Stimme.»Alle aufstehen«, flüstert sie. Nur das Knirschen der Gymnastikmatten ist zu hören. Dann wieder die Elfenstimme:»Schließt die Augen.« Dazu sollen wir die Arme ausbreiten»wie ein Vogel«. So sagt es die Hebamme und liest eine Geschichte vor. Bei jedem Wort werden unsere Arme schwerer. Noch ein Wort. Und noch eins. Nach zehn Minuten hat schließlich auch die letzte Person im Raum aufgegeben. Unsere Arme hängen schlapp herunter.

»Und? Wie fühlt ihr euch jetzt?«, fragt die Elfe. Der werdende Vater vorne links sagt, ihm schmerzen die Arme. Schließlich gibt mein Freund seine Eindrücke zum Besten:»Meine schlimmsten Befürchtungen sind wahr geworden.« Das hat er jetzt nicht wirklich gesagt, oder?! Au weia. Ich schalte auf Durchzug, um mich der Scham nicht zu ergeben, und betrachte den Raum. Das Licht ist gedimmt. Aus der Teekanne dampft es, und da sitzen fünf Dickbäuchige, von denen ich eine bin. Eine Schicksalsgemeinschaft sozusagen.

Grenzen überschreiten

Die Übung mit den Armen, das erfahre ich später, sollte uns Grenzen aufzeigen. Sie sollte uns vorführen, dass wir auch dann noch Kraft aufwenden können, wenn wir längst denken, dass nichts mehr geht. Ich fühle mich gut, denke: toll, wenn eine Geburt mit Armehochhalten zu vergleichen ist, dann schaffe ich das doch mit links.

Dass es nicht ganz so einfach ist, erfahre ich in der nächsten Lektion. Nachdem wir uns in einer kurzen Runde einander vorgestellt haben (Name, Alter, errechneter Geburtstermin), kramt die Hebamme einen Holzkasten hervor. »Das ist unsere Gebärmutter«, sagt sie und zieht ein Wollknäuel heraus. Es ist selbst gehäkelt, das Knäuel. Zweifarbig, um Venen von Arterien zu unterscheiden. Das v-förmige Konstrukt lässt sich am unteren Ende mit einer Schleife zubinden. »Die Schleife soll den Muttermund symbolisieren.« Aha.

Bei einer weiteren Übung liegen wir Frauen bäuchlings auf einem Gymnastikball. Die Männer sollen mit Tennisbällen den schmerzenden Rücken massieren. Ich entspanne mich und spitze meine Ohren. Da höre ich Folgendes beim Nachbarpaar. Sie: »Mensch, jetzt drück nicht so fest, Hase.« Darauf er: »Mann, ich hab dir schon tausendmal gesagt, du sollst mich nicht Hase nennen in der Öffentlichkeit.« Ich drücke meine Nase fest in den nach Gummi riechenden Gymnastikball, damit keiner mein Grinsen sieht. Das vergeht mir auch schnell wieder, als wir über ernstere Themen zu sprechen beginnen: Geburten mit Indikationen.

Angstschauer und Verdrängung

Wir reden über Saugglocken, Geburtszangen und Kaiserschnitte. Die Kursleiterin erklärt uns den sogenannten sanften Kaiserschnitt, bei dem die Bauchdecke der Mutter nicht aufgeschnitten, sondern gerissen wird. Ich gebe zu, mir läuft ein Angstschauer über den Rücken. Ich fühle mich schlecht und beschließe eine Verdrängungstaktik. Mir wird das nicht passieren! Das verspreche ich mir selbst, als ich gerade dabei bin, in die Geburtsbadewanne zu steigen. Zum Probeliegen. Es ist nicht gerade gemütlich so ganz ohne Wasser, aber dennoch: Es geht hierbei um natürliche Geburten, und darum bin ich ganz Ohr. Die Hebamme teilt Arbeitsblätter aus. Zu sehen sind ein Mann und eine Frau, die immer in anderen Stellungen abgebildet sind. Mal hockt sie vor ihm, mal hängt sie in seinen Armen. Die Hebamme spricht von Austreibungsphase und Presswehen, während wir Kursteilnehmer fleißig all die Übungen nachmachen. Wirklich lustig, was einem bei so einer Geburt alles zugemutet wird.

Später schreibt mein Partner in einer E-Mail an kinderlose Freunde:»Servus, seit gestern Abend weiß ich, wo das Becken der Frau sitzt, dass eine Geburt weh tut und dass man den Mutterkuchen essen kann, wenn man nur will.« In einigen Geburtseinrichtungen kann man tatsächlich seine Plazenta mitnehmen, erfahren wir, wenn man einen Transportbehälter (»zum Beispiel einen Putzeimer«) mitbringt. Angeblich kann man sie nicht nur essen, sondern auch einpflanzen. »Was meint ihr, warum früher die Tomaten der Hebammen immer die fruchtigsten waren?«, fragt unsere Kursleiterin einmal. Nicht mal das schreckt eine der Teilnehmerinnen ab, das Thema Ernährung beizubehalten.

Gespräche wie im Kuhstall

»Gebt ihr denn auch schon alle Milch?« Ich enthalte mich der Diskussion, indem ich so tue, als strampele mein Baby besorgniserregend viel. Ich merke, dass mein Kind extreme Beulen in meine Bauchinnenwand tritt. Das ist immer so, wenn ich in diesem Kursraum sitze. Ob es meine Angst spürt, die ich vor diesen unangenehmen Gesprächen à la Wir-kennen-unszwar-nicht-erzählen-uns-aber-trotzdem-intimste-Details habe? Vom Tomatenbeet zur Muttermilch. Ich kann mich nicht erinnern, mich je zuvor so fehl am Platz gefühlt zu haben. Und doch treibt es mich jede Woche wieder in den Kurs.

Immer in der Hoffnung, doch noch etwas Wichtiges, etwas Definitives über die bevorstehende Geburt zu erfahren. Das ist wie eine Sucht. Vergleichbar mit der Gier nach Erdnussflips: Man greift in die Tüte und nimmt immer mehr. Permanent in der Hoffnung doch ein noch leckereres Exemplar zu erwischen, als das, was einem gerade auf der Zunge zergeht. Ich greife also immer wieder zu und fehle tatsächlich in keiner der insgesamt sechs anderthalbstündigen Sitzungen. Mein Freund hingegen schwänzt zweimal, weil Fußball kommt. Er mag ohnehin keine Flips.

Baby, komm raus!
Schließlich ist der Tag unserer letzten Sitzung gekommen. Ich bin ein bisschen nervös, schließlich ist das die letzte Chance, alle offenen Fragen loszuwerden.

Ich merke, auch die anderen sind angespannt. Das liegt aber wohl eher an der Ungeduld. Alle bestätigen mir, dass sie jetzt genug haben vom Schwangersein und endlich ihre Kinder wollen. »Wie zum Teufel kann ich denn die Geburt beschleunigen?«, fragt eine die Hebamme verzweifelt. Und die rückt endlich mit Fakten raus. Dinge, die angeblich wehenfördernd wirken:

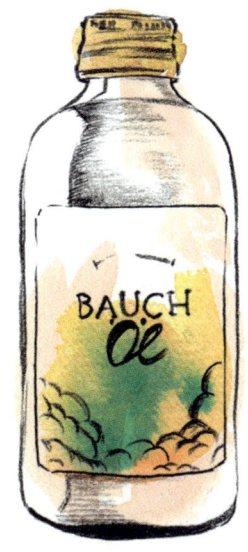

Himbeerblättertee trinken, Zimt essen oder Ingwer, Akupunktur, warmes Bad, Eisenwurz, Massagen, Spaziergänge und ... Sex haben. Es wird still im Raum. Ich stelle mir die Situation als Comicstrip vor. Über den Frauen eine Sprechblase mit Fragezeichen. Über den Männern eine Gedankenblase:»Um Gottes willen. Sex? Da ist doch mein Kind drin!« Und während die Männer ängstlich durch den Raum schauen, strahlt ihnen eine durchaus glückliche Hebamme entgegen:»Das Steißbein ist wieder da!«

PS: Das Beste waren die Kontakte! Fand ich die anderen Paare anfangs zwar noch komisch, so sind wir noch heute in Kontakt und tauschen uns über die Entwicklung unserer Kinder aus. Sind halt alle gleich alt! Wir sind Verbündete!
PPS: Mein Kind kam dann natürlich trotzdem per gerissenem Kaiserschnitt zur Welt. Gar nicht so schlimm wie befürchtet! Das Kleine macht halt jetzt schon, was es will.

EMOTIONSEXPLOSIONEN

Mit der Schwangerschaft beginnt auch eine Explosion an Gefühlen. Weil wir uns zwischen Es-nicht-mehr-abwarten-Können und Hilfe-das-Baby-kommt-ja-schon-Bald befinden. Zwischen gähnender Langeweile und Adrenalin. Zwischen Sorge und Euphorie. Zwischen Ratlosigkeit und Vertrauen. Zwischen krassester Anstrengung und beflügelter Leichtigkeit. Das ist nun dein Leben. Dein Kind löst diese Gefühle schon jetzt in dir aus – und wird es weiter tun.

»Eine Geburt ist so intim wie Sex – es gibt keine Orgasmusgarantie!«

Wir können uns noch so gut auf die Geburt vorbereiten, am Ende kann trotzdem alles anders kommen. Davon weiß Maja Böhler, Hebamme und Kolumnistin des *SZ-Magazins* (»Die Wehenschreiberin«), ein Lied zu singen ...

Nun stellen wir uns mal eine Hochzeit vor. Eine Traumhochzeit, die vorab minutiös geplant war. Lilien sollten das dominierende Deko-Element sein, die Stuhlkissen sollten zur Farbe der Blumen passen, die Trauung unter freiem Himmel stattfinden. In der Planung war alles perfekt.

Und dann regnet es plötzlich am Tag der Tage, der Florist hat sich vertan und statt Lilien Rosen geliefert. Die Sitzkissen haben alle unterschiedliche Farben. Der Braut bleiben nun zwei Möglichkeiten: in Panik und schließlich in Ohnmacht zu fallen. Oder zusammen mit dem Zukünftigen in lautes Gelächter auszubrechen, Regenschirme zu verteilen und mit der lachenden Menge durch Pfützen zu tanzen.

Immer ein Hintertürchen offen lassen

Was uns diese Anekdote sagen soll? Es gibt niemals eine Garantie, auf nichts. Auch nicht darauf, wie eine Geburt ablaufen wird. Natürlich kann man auch Geburten planen, es heißt ja genau genommen »Geburtsvorbereitung«. Versteht mich nicht falsch, ich finde Planung gut, denn sie kann Sicherheit geben und eine Vision. Aber man sollte sich immer ein Hintertürchen offen lassen – wie für eine Party im Regen (die sich vielleicht sogar als so legendär entpuppt, dass wir noch Jahre später davon berichten). »You can't stop the waves but you can learn to surf.«

Picknick im Bett nach der Geburt

Vielleicht erzähle ich dazu mal eine kleine Geschichte aus dem Kreißsaal von einem wirklich netten werdenden Vater. Bei der Geburt seines ersten Kindes hatte alles etwas länger gedauert. So lange, dass er vor Hunger fast umgekippt wäre. Nun kam er bestens vorbereitet für die Geburt seines zweiten Kindes und hatte in einer Tasche Proviant für geschätzte 30 Tage Geburt dabei. Das Kind war allerdings innerhalb von 20 Minuten nach Ankunft im Kreißsaal da, und ihm blieb nicht mal Zeit für einen Bissen von seiner Brotzeit. Das Paar kuschelte sich anschließend mit dem Baby ins Bett und veranstaltete mit all dem Essen ein spontanes Picknick. Ihre Art der Hochzeit im Regen eben!

Manchmal muss es eben raus

Eine andere Geschichte ist die der Frau, die mit Ohrringen und Hochsteckfrisur in den Kreißsaal kam. Eine feine Dame, Typ gepflegte Akademikerin. Man merkte, dass sie sich vorgenommen hatte, kontrolliert und kultiviert durch die Geburt zu kommen. Mitten in den Wehen ließ sie plötzlich los, fluchte und schimpfte wie ein Bauarbeiter. Die ganze Palette der übelsten Art: FUCK, SCHEIßDRECK, AAAAASSI waren dabei noch die nettesten Worte. Und weißt du, was? Das darf während der Geburt alles sein, der Kreißsaal ist ein geschützter Raum, in dem alles rausgelassen werden darf. Als ich die Frau nach der Geburt zur Toilette begleitete, erschrak sie beim Blick in den Spiegel: »Oje, wie seh ich denn aus?« »Na, wie eine Kriegerin halt, die die Schlacht gewonnen hat! Genau das ist der Du-bist-gerade-Mama-geworden-Look! Jede Schweißperle ein Zeichen, das die Geschichte der eigenen Geburtsreise erzählt!«

»Heute hätte ich gern den Orgasmus im Vierfüßlerstand!«

Vergleichen wir die Geburt mal mit Sex. Beim Sex sagen wir doch auch nicht:»Heute hätte ich gern den Orgasmus im Vierfüßlerstand!« Da drucken wir auch keinen»Sexplan« aus dem Internet aus, bei dem wir nur noch Ankreuzen müssen, was wir wollen und was nicht. Beim Sex schalten wir den Kopf irgendwann aus, wir überlassen dem Körper das Ruder, lassen uns fallen, vertrauen, passen das Tempo an, sind ganz im Hier und Jetzt. Genauso sollte es auch während der Geburt sein.

DIE GEBURTSDAUER IST ÜBRIGENS NICHT IMMER NUR DIE ZEIT, DIE MAN IM KREISSSAAL VERBRINGT!

Heißt also: Geburten können anders werden als geplant oder gedacht – aber trotzdem gut! Und damit meine ich keinesfalls die falsche Absolution mit»Hauptsache, das Kind ist jetzt gesund auf der Welt«. Denn es ist nicht egal, wie wir gebären und geboren werden. Aber der Weg verläuft manchmal anders als gedacht. Sei es gerade durch oder mit Pausen, Stolpersteinen oder gar Umwegen.

Natürlich verstehe ich die Trauer und enttäuschten Gefühle, wenn zum Beispiel ein Kaiserschnitt notwendig wird und man Abschied nehmen muss vom langersehnten Wunsch und Bild des gedachten Geburtsweges. Die Trauer darf sein und braucht ihren Raum. Aber sie ist nicht gleichzusetzen mit Unvermögen oder Versagen. Das macht es nicht zu einer weniger wertvollen oder einer schlechteren Geburt.

Zufriedenheit = Erwartung – Realität

Mein Fazit aus den vielen Jahren als Hebamme: Wir sollten beim Thema Geburt den Dingen, die da auf uns zukommen, Raum lassen. Je genauer ich eine Geburt plane, desto größer ist die Wahrscheinlichkeit, enttäuscht zu werden. Zufriedenheit, das ist die Differenz aus Erwartung und Realität. Wenn ich meine Erwartungen also breit fächere, ist die Wahrscheinlichkeit, dass die Realität da reinpasst, einfach größer. Sich auf eine Geburt vorzubereiten, heißt, mal wieder ganz tief in sich selbst zu schauen und zu vertrauen,und gleichzeitig loszulassen und anzunehmen, was die Geburt und das Leben mit sich bringen. Schritt für Schritt. Lassen wir uns also auf das Abenteuer ein. Es wird auf jeden Fall ein wunderbares Fest ... egal, ob wir im Regen tanzen – oder dann doch zwischen Lilien die geplante Sitzordnung einhalten.

GEBURTSPLAN SCHREIBEN?

Wer einen Geburtsplan schreibt, kann auch emotionale Themen darin unterbringen. Es kann drinstehen, dass man möglichst wenig aus der Konzentration geholt werden möchte. Dass die Kommunikation hauptsächlich über den Partner laufen soll. Manchen Frauen tut es gut, das vorab einmal schriftlich festgehalten zu haben. Quasi als Regieanweisung, die im besten Fall eingesetzt werden kann. Da kann aber auch erwähnt werden, dass die Nabelschnur nicht zu schnell gekappt werden soll, dass nicht dauernd ein CTG geschrieben wird, um sich frei bewegen zu können, oder dass vor dem Einsetzen einer PDA noch mal alles versucht werden soll, zum Beispiel die Pferdeatmung, also ein blubberndes aus dem Mund Atmen.

Wie will ich mit meinem Kind umgehen?

Danielle Graf, die Autorin der Bestsellerreihe rund um *Das gewünschteste Wunschkind aller Zeiten treibt mich in den Wahnsinn*, die sie zusammen mit Katja Seide schreibt, gibt Tipps für unseren beginnenden Erziehungsalltag.

»Nein, ich werde dich nicht schreien lassen!«

»Ich höre auf mein Gefühl – und wenn ich mir mal unsicher bin, gibt es Menschen, die für mich da sind.«

»Nein heißt nein, auch und besonders für dich.«

»Wenn Oma es immer besser weiß, dann meint sie es nur gut. Ich werde mich freundlich bedanken und kann und darf trotzdem anders entscheiden.«

»Ihr habt es schließlich auch überlebt – mag für mich gelten, aber mit dem Wissen von heute hätten auch viel mehr andere Kinder überlebt.«

»Wir entscheiden, was gut für uns ist und was uns guttut.«

»Es ist vollkommen unwichtig, was andere über uns denken; wir haben unseren Weg sehr sorgfältig gewählt.«

»Gut gemeinte Ratschläge anderer entspringen oft der Angst, es womöglich selbst falsch zu machen. Ich lächele einfach darüber hinweg.«

»Gelassenheit wird mir helfen, mich durch alle Herausforderungen zu begleiten – denn am Ende wird ja doch alles gut.«

»Ich darf mich und uns nicht aus den Augen verlieren, auch unsere Bedürfnisse sind wichtig, um glücklich und zufrieden zu sein.«

»ICH HAB AUCH WUT IM BAUCH«

Eine Hochschwangere erzählt hier anonym, wie sauer sie gerade ist.

»Boah, ich könnte gerade die Wände hochgehen. Ich bin mittlerweile manchmal richtig sauer auf die Kleine. Und hab dann immer sofort ein schlechtes Gewissen. Ich hab gegen dieses Gefühl angekämpft, aber irgendwie ist es manchmal da. Die Kleine ist das Tollste, was mir passieren konnte, aber ich bin diesen Bauch sooo leid, ich will mich wieder bewegen können, wieder richtig essen können, in meinem Körper hat ja nichts mehr Platz – auch der Magen nicht mehr. Sie tritt mir permanent so heftig gegen die Organe, dass ich zum Teil laut aufschreien muss. Ich hab da ein paar Narben im Körper, die sie immer wieder trifft. Natürlich macht sie das nicht extra. Aber was BIN ich froh, wenn diese Schwangerschaft mal ein Ende hat. Den letzten Monat fand ich den schlimmsten, ich kann kaum noch schlafen. Ich find's auch so gemein, dass manche da offensichtlich einfach so durchmarschieren durch diese neun Monate. Und andere – wie ich – wirklich alle Wehwehchen mitnehmen. Ich war einfach nie beschwerdefrei. Ich freu mich jetzt aufs Ende!«

Von meinem Babyblues

Wir haben hier einen Brief für dich. Von Ina, einer Mama, die selbst vom Babyblues überrascht wurde. Da sie zum Teil aber auch recht verzweifelt war und nicht jede das von euch gerade gleich gut wegstecken kann, drucken wir ihren Text farblich unterlegt in dieses Buch. Es bleibt also DEINE Entscheidung, ob du das jetzt schon lesen willst oder erst, wenn du später selbst betroffen sein solltest – oder gar nicht. Es soll eine bewusste Entscheidung sein, die wir nicht dem Zufall, sondern gern dir überlassen möchten.

Liebe schwangere Baldmama!

Meine Schwangerschaft ist nun schon ein Jahr her, aber ich erinnere mich, als wäre es gestern gewesen. Diese Vorfreude auf meine Tochter, sie endlich sehen zu dürfen, endlich den Babyduft einzusaugen. Ich konnte es nicht erwarten. Gerade zum Ende der Schwangerschaft war ich die ganzen Wehwehchen doch sehr leid. Aber wem erzähle ich das, richtig?

Vielleicht kugelst du gerade vor dich hin, vielleicht steht das Beistellbettchen schon bereit, vielleicht hast du die Kliniktasche schon gepackt? Oder dein Baby ist schon da, und während du das liest, atmest du den süßen Babyduft ein? Ich freue mich so mit dir. Und ich möchte dir gerne etwas erzählen. Ich möchte dir keine Angst machen, aber ich möchte ganz ehrlich mit dir sein. Denn seit der Geburt meiner Tochter wünsche ich mir, jemand wäre vorher so ehrlich mit mir gewesen. Ich wünschte, ich hätte das gewusst, was ich dir jetzt erzählen werde. Es hätte mir eine bitterböse Überraschung erträglicher gemacht. Ich möchte dir von meinem Babyblues erzählen.

Es war drei Tage nach der Geburt, noch im Krankenhaus, und ich bemerkte eine Veränderung ganz tief in mir. Ich bemerkte, wie ich traurig wurde. Ich saß dort in meinem Bett, meine Tochter auf meinen Beinen liegend, und die Tränen flossen unaufhaltsam, unerklärlich für mich. Ich konnte nicht einmal das Gefühl einordnen, das ich dabei hatte. Ich wollte so gerne glauben, dass es nur die unendliche Liebe zu meinem Kind und das pure Glück waren, die mich so überrannten. Leider war es das nicht. Aber noch war ich nicht bereit, mir das selbst oder gar jemand anderem einzugestehen. »Ach, weißt du, ich freu mich einfach so. Ich möchte gerne schnell mit ihr nach Hause. Dass wir als Familie zusammen sein können«, sagte ich dann zu meinem Mann am Telefon, wenn wir abends noch einmal miteinander sprachen. Und ich sagte es auch mir selbst. Ich sagte mir, dass alles gut werden würde, wenn wir nur endlich zu Hause wären.

Leider wurde es das nicht. Ganz im Gegenteil. Zu Hause angekommen, wurde ich überrollt. Wie von einem Güterwagen. Ich konnte nicht mehr aufhören zu weinen, wollte mich am liebsten übergeben, ohnmächtig werden, um das Gefühl nicht mehr ertragen zu müssen. Ich fühlte ALLES. Ja, das Glück, die Freude, die Liebe, aber ganz stark auch die Verzweiflung, eine tiefe Traurigkeit und völlige Überforderung.

Die erste Nacht war grauenvoll. Völlig auf mich gestellt, keine Schwestern, die nur einen Knopfdruck entfernt zwei Zimmer weiter warteten. Die ständige Sorge, etwas falsch zu machen. Diese unerträgliche bleierne Müdigkeit. Verdammt, das kann doch so nicht weitergehen? Bleibt das so? Ist DAS jetzt mein Leben?

»Ich muss das gleich morgen die Hebamme fragen«, dachte ich auf der Suche nach einem Strohhalm zum Festklammern. Und was tat ich? Nichts. Es war mir einfach peinlich. Ich wollte nicht vor ihr heulen, nicht zeigen, wie überfordert ich war, dass ich diese tiefe Trauer hatte. Ich hatte ernsthafte Angst, dass mir in so einem Zustand das Kind weggenommen wird. Ich glaubte, mit mir stimmte etwas nicht. So etwas hatte ich noch nie gehört oder gesehen. Vorbereitet hatte ich mich auf pures Glück, Liebe und unendlich schöne Kuschelwochen mit Baby.

Also hab ich die Hebamme abgespeist, hab gesagt: »Ach, eigentlich geht es ganz gut. Wir müssen uns nur noch ein bisschen einspielen«, und so ein Zeug. Allein mit meinem Mann und meiner Mutter konnte ich offen sprechen. Hier konnte ich mich nicht verstecken. Und hier flossen die Worte. Genauso wie die Tränen und wie das Blut. Bei den beiden konnte ich einfach laufen lassen. Mein Mann war stets da, und meine Mutter erzählte mir von ihrer eigenen Erfahrung, die sie nach meiner Geburt mit dem Babyblues gemacht hatte.

Und so weinte ich mich durch etliche Tücher und Bettlaken, bis zu dem Tag, an dem ich mich schon fast aufgegeben hatte. Bis zu dem Tag, an dem es einfach vorbei war. Der erste Tag ohne Tränen. Der erste Tag, an dem ich die Sonne bemerkte. Der erste Tag, an dem mir mein Essen schmeckte. Der erste Tag, an dem ich das, was geschehen war, mit einem gewissen Abstand betrachten konnte.

Und heute, ein Jahr später, weiß ich so viel besser Bescheid über den Babyblues. Ich habe andere Frauen kennengelernt, denen es genauso ging. Habe viel darüber gesprochen und versuche, mein Wochenbett zu verarbeiten. Und wenn du gerade das fühlst, was ich vor einem Jahr gefühlt habe, oder wenn du in einiger Zeit an meine Geschichte denken musst, dann möchte ich dir eine Umarmung schicken und dir sagen, dass es gut wird. Dass du dein neues Leben bald genießen kannst. Diese Traurigkeit wird vorbeigehen, und du wirst eine großartige Mutter sein. Hab keine Angst, du machst das wunderbar.

Aber mach es nicht allein. Erzähl deiner Hebamme davon. Sprich mit FreundInnen, deiner/m PartnerIn, such dir professionelle Unterstützung, wenn du sie brauchst. All das ist gut, und all das ist normal. Es gibt keine Supermutti, und du musst keine sein. Denn genau so, wie du bist, bist du perfekt für dein Kind.

Alles Liebe
deine Ina

Interview

Wenn nach der Geburt
die Traurigkeit kommt

Eigentlich sollte die ganze Welt doch rosarot sein, wenn das Baby erst mal da ist, so denken wir. Aber vielleicht kommen da noch andere Farben, andere Gefühle dazu. Es ist normal, dass wir uns nach der Geburt nicht rund um die Uhr himmelhochjauchzend fühlen, es ist normal, dass nicht nur Rührungstränen fließen, sondern sich auch der ein oder andere verzweifelte Moment einschleicht.

Das möchten wir dir an dieser Stelle einfach mit auf den Weg geben, damit du nicht überrascht wirst von all den Gefühlen, die dich nach der Geburt fluten. Vielleicht magst du diesen Text als Vorbereitung auch mal deinem Partner oder deiner besten Freundin vorlegen, damit sie ein Auge darauf haben, wie es dir im Wochenbett geht. Wie viele Frauen ein Babyblues trifft und wann es mehr als das – nämlich eine postpartale Depression – ist, erklärt Dr. Claudia Reiner-Lawugger, Leiterin der Spezialambulanz für peripartale Psychiatrie an der Klinik Ottakring in Wien.

Frau Dr. Reiner-Lawugger, 50 Prozent aller Frauen haben kurz nach der Geburt einen Babyblues. Was genau passiert da eigentlich mit den Müttern?
Während der Schwangerschaft haben Frauen einen hundertfach erhöhten Östrogenwert. Östrogen ist ein Hormon, das auch seelisch stabilisierend wirkt. Nach der Geburt rasselt

dieser Wert wieder auf Normalniveau, das destabilisiert die Psyche natürlich erst mal.

Was zu diesen Heultagen im Wochenbett führt ...
Genau, beim Babyblues ist die Frau hochgeradig sensitiv. Alles berührt sie über das normale Maß hinaus – ob das nun die süßen Füße des Babys sind oder das zu laute Telefonieren des Mannes –, sie reagiert auf alles sehr heftig, weil von allem zu viel da ist. Wichtig: Der Babyblues dauert in der Regel nur ein bis zwei Tage, bis sich die Hormone eben wieder eingependelt haben.

Im Gegensatz zur postpartalen Depression, die nicht einfach so wieder weggeht.
Genau, die postpartale Depression tritt auch nicht direkt nach der Geburt auf, sondern meist erst Wochen später. Frauen, die darunter leiden, haben Schlafstörungen, sind antriebslos, können keine Freude mehr empfinden – auch nicht über das Kind –, haben manchmal Angststörungen, vielleicht sogar suizidale Gedanken.

Wie viele Frauen trifft eine postpartale Depression?
15 Prozent aller Mütter leiden an einer psychischen Krise in dieser Zeit, also eine wirklich große Anzahl. Die eine Hälfte der Betroffenen hatte bereits vorher Erfahrung mit depressiven Erkrankungen oder Angststörungen. Die andere Hälfte rutscht da durch Schlafmangel, Überforderung, fehlende Unterstützung rein – praktisch wie in ein Burn-out. Hier sollten sich die Frauen dringend Hilfe suchen: Bei der Hebamme, bei einem Mutter-Kind-Zentrum, es gibt aber auch spezielle Ambulanzen.

Kann man in der Schwangerschaft schon irgendwas tun, um dieses Risiko zu minimieren?

Ein gutes Netzwerk ist sehr hilfreich: Freundinnen, Großeltern, andere Mütter, eine Hebamme, ein guter Hausarzt, die entlasten, unterstützen und aufmerksam bleiben, wenn sich die Frau verändert.

Postpartale Depressionen sind immer noch ein Tabuthema, und viele betroffene Frauen schämen sich. Was möchten Sie diesen Frauen sagen?

Dass es keinen Grund gibt, sich zu schämen, weil es schlicht die häufigste Krankheit ist, die Mütter trifft. Sie sind also nicht alleine. Sie sind auch keine schlechte Mutter deshalb. Suchen Sie sich frühzeitig Hilfe. Je früher man sich Unterstützung holt, desto besser kriegt man das in den Griff. Postpartale Depressionen sind sehr gut behandelbar – also nur Mut!

»Es war so schön!« Wirklich?

Claudia Weingärtner hat Zwillinge im Bauch gehabt, ein Mädchen und einen Jungen. Ihre Erinnerungen an diese Zeit sind rosig. Wenn sie aber genau hinschaut, trügt dieser Blick auch ein wenig. Weil sich ihr Kopf einfach lieber die schönen Dinge gemerkt hat. Und ist das nicht auch super so ...?!

Wenn ich euch die Stichworte »Kindheit« und »Sommer« zuwerfe: An was denkt ihr dann? Lasst mich raten: an Urlaube am Strand. Nachmittage im Freibad, Garten oder See. An Kartoffeln im Lagerfeuer und daran, dass die Kugel Eis noch 50 Pfennig kostete (und wir sie tatsächlich in einer anderen Währung bezahlten als heute).

Woran ihr höchstwahrscheinlich im ersten Moment nicht denkt: die Mückenplage beim Campen damals. Die Schmerzen, als ihr auf der Blumenwiese in eine Wespe getreten seid. Wie die Haut sich nach eurem ersten Sonnenbrand pellte und dass euer Kinderzimmer auf dem Dachboden an den langen Julitagen schlicht zu heiß zum Einschlafen war.

Megamurmel und Bauchbeulen

Genau so geht es mir mit meiner Schwangerschaft: Wenn ich an die Zeit denke, in der meine Zwillinge Elli und Theo noch in meinem Bauch wohnten, dann beginnt mein Hirn, herrlich harmonische Klaviermusik zu spielen, mein Herz schlägt Purzelbäume, mein ganzer Körper wird warm. Dann denke ich an das Glücksgefühl, das mich durchströmte, als der Arzt mir sagte, dass diese Pünktchen auf dem Ultraschallbildschirm tatsächlich zwei kleine Menschen sind. Daran, wie mein Bauch wuchs und wuchs, wie mein Mann mir jeden Abend die Megamurmel küsste und mit den Babys sprach. Und wie die beiden sich bewegten, sich gegenseitig hin und her zu schubsen schienen. Wie lustig dabei die Bauchbeulen von außen aussahen.

Streuselkuchendekolleté und Nilpferdstampfer
Woran ich nicht denke, sind die (nicht übertrieben) unzähligen Übelkeitsattacken in den ersten Wochen. Wie ich mich zum Kotzen im Büroklo einschloss und versuchte, mich möglichst leise zu übergeben, damit die Kollegen nichts mitbekommen. Dass ich zur Schwangerschaftshalbzeit diesen Ausschlag bekam, der mein Dekolleté in einen einzigen Streuselkuchen verwandelte. Die zwei Pickel in meinem Gesicht, die einfach die gesamte Schwangerschaft unbedingt miterleben wollten und nicht bereit waren, vor der Geburt das Zeitliche zu segnen. An die Wassereinlagerungen in meinen Beinen, die meine einst so durchtrainierten Läuferwaden in unansehnliche Nilpferdstampfer verwandelten. Nicht zu vergessen die miesen Leberwerte in den letzten Wochen der Schwangerschaft, die dafür sorgten, dass mein ganzer Körper juckte wie verrückt und mir nicht nur Tränen in die Augen, sondern mich auch an den Rand des Nervenzusammenbruchs trieben.

Nie zuvor in meinem Erwachsenenleben war das Gefühl des totalen Kontrollverlustes intensiver als in der Zeit der Schwangerschaft – und das war für mich als kleiner Kontrollfreak die vielleicht größte Herausforderung am Mamawerden: zu merken, dass ich rein gar nichts tun konnte gegen das, was da mit mir passierte.

Na klar: Wir können uns gesund ernähren, auf Zucker verzichten, uns bewegen, viel trinken und zweimal pro Woche Fisch essen, um für die nötigen Omega-3-Fettsäuren zu sorgen. Doch der Rest passiert. Der einen mehr, der anderen weniger. Die Hormone spielen verrückt, die Embryos und späteren Föten werden in unserer Mitte zu Menschen – und unser Körper versucht, diesen Prozess mit aller Macht zu wuppen. Und verändert sich eben. Wird nicht nur dicker, sondern macht mitunter (wie bei mir) auch sehr seltsame Dinge.

Die gute Nachricht ist: Die allermeisten Veränderungen sind zeitlich begrenzt. Das Kotzen hörte irgendwann auf, der Streuselkuchen verschwand kurz nach der Geburt, selbst die zwei Gesichtspickel hatten die Lust verloren, mich zu nerven. Inzwischen sind sogar meine Läuferwaden wieder da.

Für immer anders

Die auf den ersten Blick nicht so gute Nachricht: Einige Spuren bleiben und sind vielleicht mit schönen Filtern für unsere Instagram-Bubble unsichtbar – aber für uns selbst nicht zu leugnen. Wenn ich bei voller Beleuchtung im Bad einen Blick in den Spiegel werfe und meinen nackten Körper betrachte, sehe ich Rundungen, die vor den Babys schlicht nicht da waren. Ich bin gar nicht so weit entfernt von meinem Ausgangsgewicht vor der Schwangerschaft, und trotzdem ist die Figur eine andere. Ich sehe auch meine Kaiserschnittnarbe, die zwar klein ist, aber immer da sein wird. Ich bin trotz alldem nicht unzufriedener als vorher mit mir. Ganz im Gegenteil. Ich habe meinen Körper durch das Mamawerden anders, besser kennengelernt, ich bin mit ihm im wahrsten Sinne durch dick und dünn gegangen. Ich habe mit ihm etwas durchgemacht, was für einen unfassbar guten Zweck geschehen ist.

Wir schaffen in diesen neun Monaten ein neues Leben (oder auch mehrere) – und es wäre ja seltsam, wenn das spurlos an uns vorübergehen würde. Ich bin stolz auf die Spuren, die meine Babys hinterlassen haben. Und am Ende denke ich bei den Stichworten Sommer und Kindheit noch immer an Erdbeereis für 50 Pfennig – und beim Stichwort Schwangerschaft an das Beste, das mir je passiert ist.

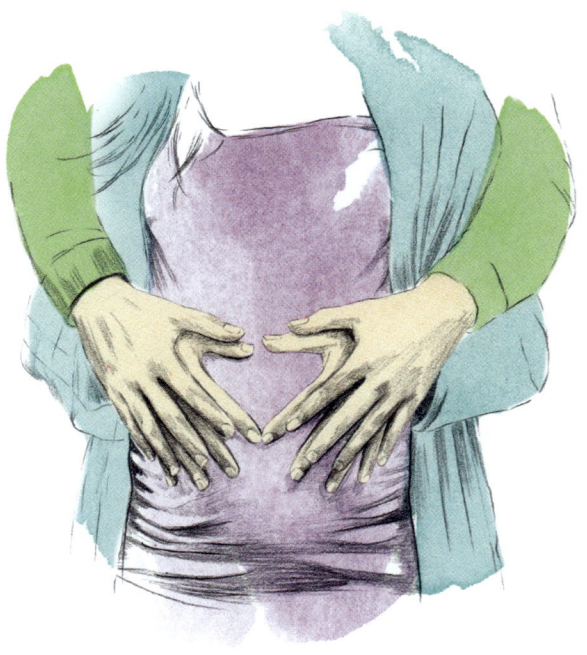

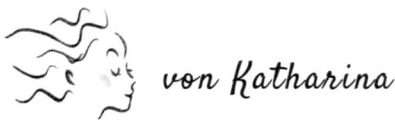

von Katharina

Ein Foto und seine Geschichte

»Was guckst du?« So könnte man meinen Blick interpretieren. Sicher hatte mein Mann – der dieses Foto gemacht hat – gerade irgendeinen dummen Spruch gerissen. Oder sagen wir eher: Wahrscheinlich hat er einfach einen Spruch gerissen – und ich fand ihn eben doof.

Zu dieser Zeit fand ich nämlich ganz schön viel doof. Es brauchte nicht viel, dass ich die Augen verdrehte oder vor Wut schnaubte. Genauso schnell ging es aber auch in die andere Richtung. Ein Video mit Tierbabys oder eine liebe WhatsApp, und schon schluchzte ich die Sofakissen nass.

Ich gestehe: Es war nicht immer ganz einfach mit mir, weil meine Emotionen ständig zwischen »Hey, ich liebe die ganze Welt« und »Lass mich bloß in Ruhe und wage es nicht zu atmen« hin und her flippten.

Mein Mann sagt, am schlimmsten sei das gewesen, wenn ich hungrig war. »Wie in der Werbung für den Schokoriegel«, findet er. »Du bist nicht du, wenn du hungrig bist.« Ich ergänze: »Du bist nicht du, wenn du und dein Baby Hunger hat.«

Aber wisst ihr, was toll ist? Wenn der Partner und enge Freunde das ertragen, wohl wissend, dass es vorbeigehen wird. Und zur richtigen Zeit einfach weghören und etwas Leckeres zu essen machen …

248

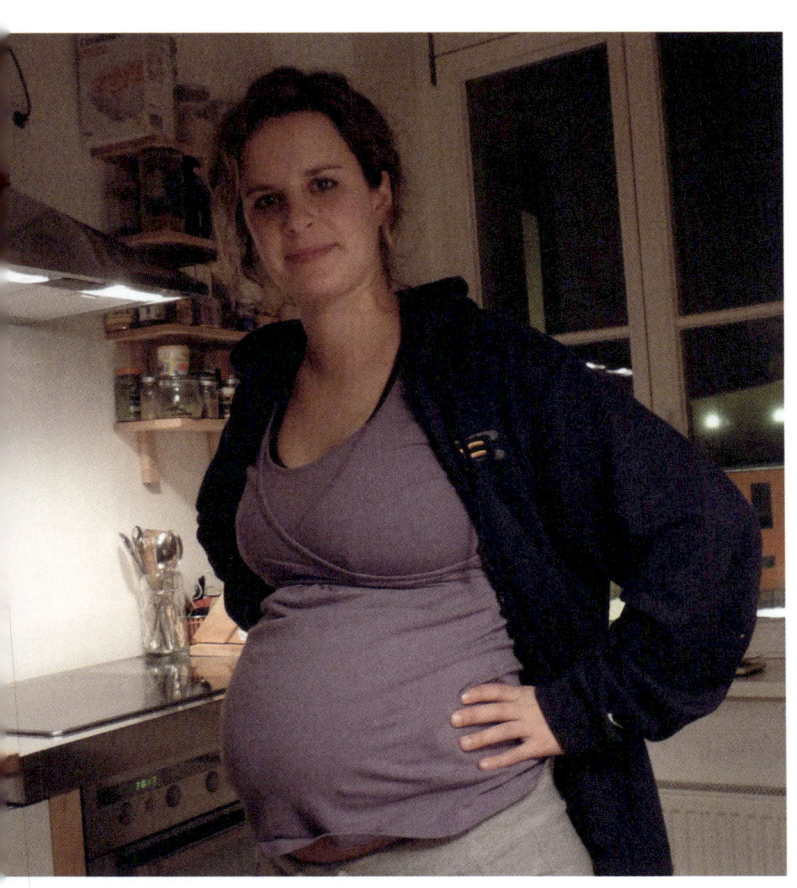

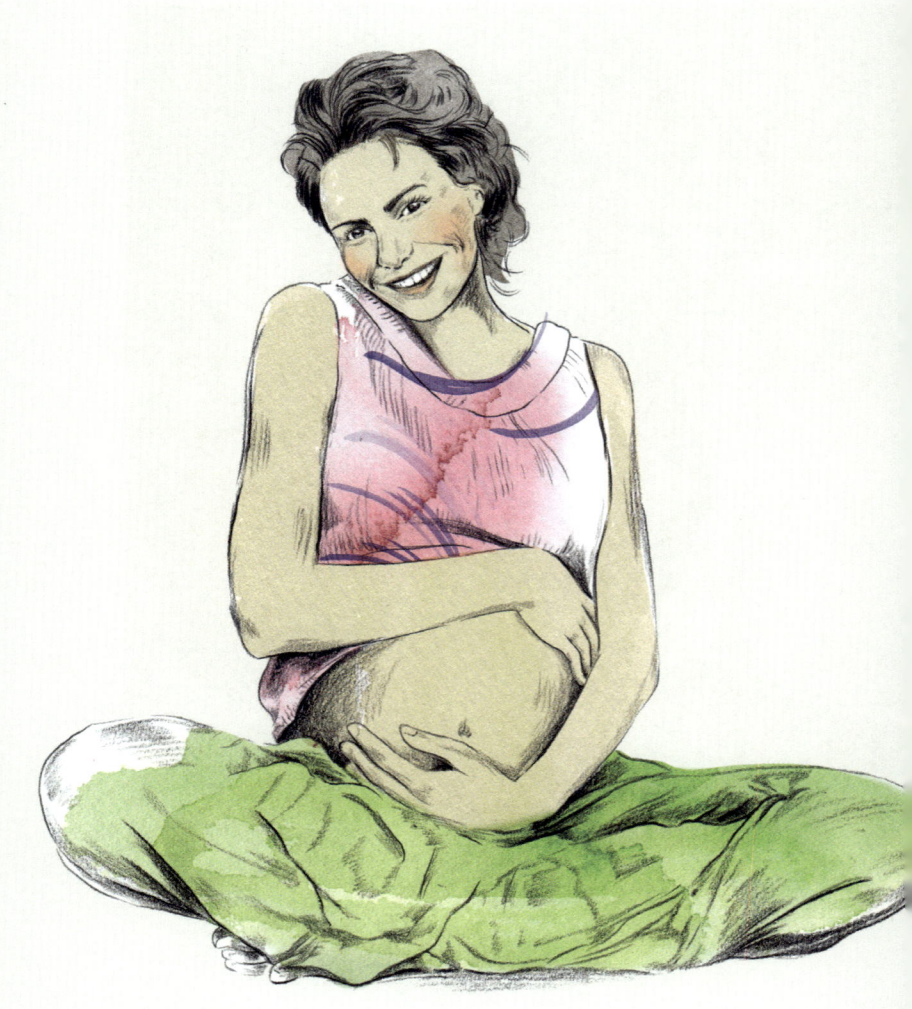

Wow,
bin ich
bereit

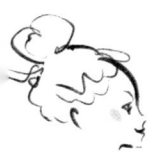

von Lisa

Wann kommst du endlich, Baby?

Wow, was hast du bis hierher schon für eine Reise hinter dir! Diese neun Monate, so viel steht fest, wirst du in deinem Leben nicht vergessen. Wie dein Bauch wuchs, wie du die ersten Tritte spürtest, wie du manchmal gar nicht mehr wusstest, wie dir geschah. Wie neben deinem Bauch auch die Herausforderungen wuchsen. Und nun ist die erste Etappe auf dem Weg ins neue Leben geschafft. Es wird Zeit für den nächsten Schritt. Jetzt darf's wirklich losgehen!
Hörst du, Baby?

Dein Baby ist mittlerweile auch außerhalb deines Körpers lebensfähig, es kann nun jederzeit losgehen mit der Geburt. Vielleicht zwickt es schon ab und zu verdächtig in deinem Bauch. Vielleicht merkst du die Bewegungen deines Kindes nun noch deutlicher, weil es kaum noch Platz hat. Vielleicht merkst du aber auch noch wenig und fragst dich, ob du wohl doch einen kleinen Elefanten austrägst, denn die Dickhäuter haben immerhin eine Tragezeit von zwei Jahren … Glaub uns, auch dein Baby wird kommen! Du stehst jetzt quasi auf dem Sprungbrett in ein neues Leben. Bist bereit, dich auf etwas gänzlich Neues einzulassen.

In den zurückliegenden Monaten hattest du Zeit, dich auf die neue Situation einzustellen, dich an den sich verändernden Zustand zu gewöhnen. Nun stehen neue, große Schritte an:

Der Abschied von der Schwangerschaft. Die Geburt. Und schließlich der Neuanfang mit Kind. Wow, ist das alles groß. Vielleicht größer als alles, was du bisher in deinem Leben gemacht und erfahren hast. In der Theorie bist du vorbereitet – was die Praxis nun in den nächsten Stunden, Tagen und Wochen bringt, ist noch ungewiss. Du weißt nicht, was passieren wird. Aber dass etwas passieren wird. Du weißt nicht, wie es sich anfühlen wird. Du weißt nicht, wie tief das Wasser ist, in das du fällst, ob du während des Sprungs noch einen freudigen Salto einlegst, um dann mit einer Arschbombe zu landen, ob du einen schmerzhaften Bauchplatscher hinlegst oder mit einer galanten Pirouette eintauchst in das Element der Mutterschaft. Du lässt dich darauf ein.

JEDER NORMALE MONAT HAT ZWISCHEN 28 UND 31 TAGE … NUR DER LETZTE MONAT DER SCHWANGERSCHAFT HAT GEFÜHLT 1329 TAGE.

Das allein ist doch schon eine Heldinnentat, oder? Dass du es wagst. Dass du das jetzt einfach auf dich zukommen lässt. Natürlich auch, weil dir nichts anderes übrigbleibt. Aber es braucht ja trotzdem Mut und Zuversicht und Selbstvertrauen! Dem stellst du dich – und schon dafür möchten wir dir auf die Schulter klopfen.

Ob du ängstlich bist oder vorfreudig, ob es dir nicht schnell genug gehen kann, bis du endlich diesen Unterschied zwischen den Elementen, zwischen Luft und Wasser, zwischen

Frausein und Mutterschaft, zwischen Paarsein und Familie spürst ... Ob du dir Erfrischung oder Adrenalin erhoffst, ob du gleich Anlauf nimmst oder dich lieber noch mal mit einer Decke aufs Sprungbrett legst, mit der du es dir auf den letzten Metern gemütlich machst, um Kraft zu tanken. Ob du andere vorlässt, die hinter dir drängeln, damit sie dir nachher noch schnell erzählen können, wie es ihnen erging beim Sprung in die Mutterschaft. Oder ob du sie bittest, lieber nichts zu sagen, um dich ganz und gar auf dich konzentrieren zu können. Auf dich und dein Baby im Bauch. Es ist dein Weg. Dein Sprung ins Ungewisse. Ein Grund zur Freude, weil du weißt, dass du für deinen Mut belohnt werden wirst. Weil du weißt, wofür du das wagst.

Erinnerst du dich noch, wie perplex du warst, als dein Schwangerschaftstest positiv war? War das nicht erst gestern? Irgendwie ja, aber irgendwie ist es auch schon ein ganzes Leben her ... Die Schwangerschaft kommt einem so unendlich lang und gleichzeitig so kurz wie ein Wimpernschlag vor. Wie ist das möglich? Wow, wie du deinem Umfeld davon erzählt hast, wie die Menschen auf die Babynachricht reagiert haben. Wie dein Bauch wuchs – erst viel zu langsam, dann – huch! – viel zu schnell. Viel zu groß. Wo will der hin? Welche Ausmaße kann er noch bekommen? Und deine Brüste erst! So prall wie nie. Das eigene Spiegelbild, über das du dich immer noch manchmal verdutzt wunderst. *Bin das wirklich ich?*

Wie dir schummerig wurde zu Anfang – an den komischsten Orten. Denk dich mal zurück dahin! Wahnsinn, was seither alles passiert ist. Ach, dieser erste Ultraschall, das schlagende Herzchen. Diese Liebe, die irgendwie da schon angeknipst war, die mit nichts vergleichbar ist, weil sich Sorgen und Vor-

WOFÜR DU ZWEI HÄNDE HAST: EINE, UM DIR SELBST ZU HELFEN, UND EINE, UM ANDEREN ZU HELFEN.

freude so sehr mischen. Hoffnungen. Wie das wohl werden wird mit Kind? Wie es wohl aussieht, wem es ähnlich sein wird, mit welcher Stimme es uns wohl begrüßen wird ...? Ist das nicht alles wahnsinnig aufregend? Und unfassbar? Neun Monate lang hast du deinen Körper nun geteilt. Ihr wart sieben Tage die Woche 24 Stunden miteinander verbunden. Bald zieht der kleine Mitbewohner aus. Entbindung, das heißt eben auch, einen kleinen Abschied zu feiern. Loslassen. Keine Tritte mehr im Bauch, kein Schluckauf mehr vom Baby, aber auch keine Rückenschmerzen, kein Entenwatschelgang, kein Sodbrennen mehr bei Mama.

»Mama«, das bin ich bald wirklich, was? So wird mich mein Baby irgendwann mal nennen. Das ist noch komplett surreal. Ich werde MAMA. Und auch wenn alles parat steht, alle Vorbereitungen getroffen sind, ist das Leben mit Kind noch so komplett unvorstellbar. Liegt da wirklich bald ein lebender kleiner Mensch im Babybettchen? In diesem Deckchen? In diesem wahnsinnig süßen Strampler? Wird mich anschauen, anlächeln, immerzu brauchen?

Ja. Genau so wird es sein. Und weißt du, was? Du hast dir dieses Kind jetzt auch wirklich verdient. Spring los ins Abenteuer. Trau dich, denn es lohnt sich wie nichts zuvor. Wir wünschen dir von Herzen einen guten Flug!

VON DER UNGEDULD VOR DER GEBURT

Aus einem Brief meiner Schwägerin, die nicht nur mit guter Laune und Down-Syndrom, sondern auch mit einer herrlichen Portion Ungeduld durchs Leben schreitet: »Warum möchte das Kleine nicht raus? Versorgst du deine kleine Tochter dermaßen gut, dass es im Bauch so schön warm ist? Ich könnte die Warterei an die Wand schmeißen.«

Dinge, die wir gern vor der Geburt gewusst hätten

Eine Umfrage unter *Stadt Land Mama*-Leserinnen

▶ Wie dick wir noch sind, wenn wir nach der Geburt heimkommen – schmeiß die Umstandskleidung also nicht gleich weg!

▶ Dass sich die meisten Kinder nach der Geburt nicht ablegen lassen, quasi auf der Mama wohnen und das auch okay ist.

▶ Wie sehr wir uns auf unser Bauchgefühl verlassen können. Und wie gut es trotzdem ist, manchmal doch auch mal ein Buch zur Hand zu nehmen.

▶ Wie gut wir daran tun vorzukochen und einzufrieren.

▶ Dass einige den Kinderwagen nicht brauchen, weil sie ein Tragetuch haben. Dass andere nicht so gut tragen können, weil der Rücken das nicht mitmacht.

▶ Wie lang und teils heftig wir noch mit dem Wochenfluss zu tun haben.

▶ Dass die Hebamme uns beim ersten Toilettengang nach der Geburt begleitet.

▶ Dass das mit dem Trampolinhüpfen schwierig wird durch den Beckenboden.

▶ Wie hart und voll Brüste werden können nach dem Milcheinschuss (wie Ziegelsteine!).

▶ Dass Babys Gebärmutterheimweh haben können und festes Einwickeln zur Beruhigung helfen kann – frag dazu mal deine Hebamme.

▶ Wie schön das sein kann, im Familienbett zu schlafen. Oder wie lästig.

- Wie wahnsinnig kurz die Tage, aber wie wahnsinnig lang die Stunden mit Babys manchmal sein können.
- Wie schlecht wir uns fühlen können, wenn das mit dem Stillen nicht so klappt. Nur Geduld!
- Dass wir Schweißausbrüche kriegen, wenn wir gerade nicht können und das Baby weint.
- Wie viele Menschen meinen, es besser zu wissen.
- Wie sehr wir ehrliche Verbündete brauchen in diesem Wahnsinn.
- Wie ungleichberechtigt wir anfangs sind.
- Dass Nachwehen fiese Gespenster sind.
- Dass die Liebe in einigen Fällen auch erst mal wachsen muss.
- Dass wir nach der Schwangerschaft eigentlich einen Wellnessurlaub statt durchwachte Nächte bräuchten.
- Dass wir noch mal Bauchfotos hätten machen sollen. Man vergisst so schnell.
- Wie sehr auch wir mal eine Umarmung brauchen.

Nur 24 Stunden »schwanger«

Die meisten von uns haben neun Monate Zeit, sich auf ihr Leben mit Kind einzustellen. Thorsten und seine Frau nicht. Nach acht Jahren Kinderwunsch werden sie quasi über Nacht doch noch Eltern – durch Adoption. Was für ein Happy End!

Dienstag: Im Krankenhaus unserer Stadt erblickt ein kleines Mädchen das Licht der Welt. Seine leibliche Mutter informiert das Jugendamt und übergibt es in dessen Obhut.

Mittwoch: Ein stinknormaler trüber Februartag. Ich sitze in einer Konferenz, checke kurz das Handy. Zwei Anrufe in Abwesenheit. Das Jugendamt? Die Nummer habe ich vor Jahren eingespeichert. Der Kopf beginnt zu arbeiten, da sehe ich auch noch eine Nachricht meiner Frau. Ich rufe sie zurück. Ein Mädchen sei am Vortag auf die Welt gekommen, die Mutter habe es dem Jugendamt übergeben, ihre Tochter soll es einmal gut haben. Wir hätten Zeit bis morgen acht Uhr, wenn wir mehr von der Kleinen erfahren wollen. Wir wurden als mögliche Adoptiveltern vorgeschlagen. Der Wahnsinn.

Tränen rollen mir noch im Büro die Wangen runter, ein Kollege nimmt mich in den Arm und vertritt mich in der Telefonkonferenz. Ich fahre nach Hause. Wir beschließen, etwas essen zu gehen, kühlen Kopf zu bewahren und alle Wenns und Abers abzuwägen. Ich sage meiner Frau, dass alles, was wir in den vergangenen acht Jahren für den Kinderwunsch auf uns genommen haben, hinfällig wäre, wenn wir jetzt nicht mehr erfahren wollten.

Donnerstag: Nach einer unruhigen Nacht fahren wir aufgeregt ins Jugendamt. Die Damen erläutern uns alle Hintergründe zum Neugeborenen. Schnell sind wir uns sicher, die Kleine kennenlernen zu wollen. Aber wir sollen doch bitte zum Überlegen noch einmal um den Block gehen, sagt die Dame der Adoptionsvermittlungsstelle. Es sind die bis dahin verrücktesten fünf Minuten unseres Lebens.

Wir sind uns sicher. Im Konvoi fahren wir ins Krankenhaus, eine junge Ärztin empfängt uns freundlich und führt uns in einen Nebenraum. Kurz danach geht die Tür auf, und eine Krankenschwester betritt mit einem kleinen Bündel auf dem Arm den Raum. Die ersten Tränen fließen, als meine Frau das Baby in den Arm gelegt bekommt. Ich habe mir schon immer eine Tochter gewünscht, und da liegt sie nun. Ihre kleinen Hände umklammern meine Daumen, ich bin verliebt.

Wir verlassen das Krankenhaus und liegen uns in den Armen. Es ist einfach nicht zu glauben, was gerade geschehen ist.

Freitag: Wir wachen nach einer unruhigen Nacht auf. Mit einer leeren Babytrage auf dem Rücksitz fahren wir ins Krankenhaus. Wir betreten die Station, eine Ärztin untersucht die Kleine zum letzten Mal. Dann packen wir sie in geliehene, viel zu große Klamotten ein, legen sie in die Babytrage und verlassen das Krankenhaus. Unsere Tochter. Für immer zu dritt.

GGG: GUTE GESCHENKE ZUR GEBURT
Falls jemand fragt, womit er oder sie euch zur Geburt eine Freude machen könnte ...

... jeden Tag ein warmes Essen, kontaktlos vor die Tür gestellt

... Gutschein für eine Putzhilfe

... Zeit

... Windeltorte

... Gutschein für ein Fotoalbum, mit allen Babybildern, die du im ersten halben Jahr verschickt hast

... Massagekissen

... Kaffeebecherhalter für den Kinderwagen

... Blumen-Abo

... Cocktail-Mix-Set für die Abstillparty

... Sonnenbrille – für Coolness und gegen Augenringe

... Unser Buch *Wow Mom: der Mama-Mutmacher fürs erste Jahr mit Kind*

Jetzt deine Wünsche:

Umfrage

O weh, o weh –
wie fühlen sich Wehen an?

Wichtig für den Hinterkopf: Jede Wehe, die du hast, bringt dich deinem Kind ein Stückchen näher ... Dennoch gibt es nicht DIE eine Wehe, jede Frau empfindet sie anders. Wir haben uns mal in der *Stadt Land Mama*-Community umgehört.

Ich hatte hauptsächlich Wehen, die vom Steißbein ausgingen. Es gab einen enormen Druck auf den Rücken. Am Anfang habe ich auch gar nicht verstanden, dass das Wehen sind.
Viola

> Um es mal ganz unverblümt zu beschreiben: Es fühlte sich an, als müsste ich einen riesengroßen Stein kacken.
> *Chona*

Wehen? Für mich fühlten sie sich von heftigeren Regelschmerzen an bis hin zu: Ach, du heilige Scheiße!
Kathi

> Ich dachte, mir tritt jemand mit Stöckelschuhen in die Nieren und dreht dann ordentlich seinen Fuß hin und her.
> *Sanna*

Wie ein Ball, der sich im ganzen Bauchraum mit seiner Wahnsinnskraft ausdreht. Dazu ein heftiges Ziehen und Drücken im Rücken.
Alexandra

Als würde eine Kordel um meine entzündeten Eingeweide gespannt, die immer mal wieder zugezogen wird.
Lisa

Presswehen veratmen ist wie Durchfall weghecheln.
Katharina

Ich hatte einen sehr guten Anästhesisten. Ich habe jede Wehe gespürt, aber ohne Schmerzen. Es war eher so, als würde ich die Muskeln anspannen.
Kerstin

Der Kopf weiß noch, dass es heftige Schmerzen waren, die in Wellen kamen. Aber der Körper hat das komplett vergessen. Ich kann das Gefühl nicht mehr herholen, es ist verschwunden.
Christine

»MODELL INDIEN«

In Indien werden Schwangere auf Händen getragen, so besagen es Erzählungen. Die ganze Familie sorgt für sie mit, beschützt sie und achtet darauf, dass sie sich gesund ernähren. Außerdem werden Feste zu Ehren des ungeborenen Kindes gefeiert. Zur Geburt geht eine Schwangere in das Haus ihrer Mutter und wird von allen (!) Pflichten entbunden, um sich ungestört auf das neue Leben einzustellen. Bevor ihr jetzt aber gleich ein Flugticket bucht ... schlagt doch ruhig eurer Familie mal das »Modell Indien« vor. Ihr müsst ja nicht gleich woanders einziehen, aber das Ding ohne Pflichten – dafür mit Feiern – wäre doch zumindest mal eine Überlegung wert.

Interview

Eine Portion Mut zur Geburt

Tina Schuller hat nicht nur selbst vier Kinder, sie bietet auch Hypnosetherapie an, ist Flowbirthing-Mentorin und PositiveBirth®-Kursleiterin – hier verrät sie uns, wie wir möglichst positiv in die bevorstehende Geburt unseres Babys gehen können.

Was verstehst du unter einer »positiven Geburt«?
Das ist eine ganz individuelle Geschichte. Verallgemeinernd lässt sich aber sagen: Eine Geburt ist dann positiv, wenn die Frau gestärkt daraus hervorgeht und sie mit dem Verlauf zufrieden ist und sagen kann:»Es war gut so, wie es war!« Ich zum Beispiel empfand meine zweite Geburt als sehr positiv, obwohl es viele Interventionen in der Klinik gab.

Oh, erzähl doch mal.
Meine erste Geburt war in einem Kaiserschnitt unter Vollnarkose geendet. Meine zweite konnte ich vaginal erleben. Das fand ich toll. Da wusste ich ja aber auch noch nichts von meiner dritten Geburt, die dann quasi schmerzfrei zu Hause stattfand. Ich habe mich also im Grunde von Geburt zu Geburt gesteigert in meinem Wohlbefinden.

Was erwartet die Frau unter der Geburt aus emotionaler Sicht?
Was eine Frau erwartet, hat viel mit unserer eigenen Einstellung und Erwartungshaltung zu tun. Und auch damit, wie wir von wem unterstützt werden. Eine gute Qualität der Beziehung zu den GeburtsbegleiterInnen ist da wichtig, und

es spielt auch eine Rolle, wie selbstbestimmt ich da reingehe. Auf jeden Fall erwarten eine Frau unter der Geburt starke Emotionen. Ich öffne mich ja nicht nur körperlich, sondern auch emotional. Da spielen auch Hormone eine große Rolle, Oxytocin, Adrenalin und Endorphine bringen kraftvollere und ruhigere Phasen mit sich. In meinen Kursen spreche ich von einer Geburtsspirale, die zeigt, dass der Moment, in dem die Frau denkt, sie könne nicht mehr oder vielleicht sogar sagt »Schluss jetzt, macht's allein, ich geh nach Hause«, das beste Zeichen dafür ist, dass das Baby gleich da ist ...

Warum muss sich keine Frau vor der Geburt fürchten?

Eine Geburt ist ein ganz natürlicher Prozess. Die Abläufe sind evolutionär betrachtet im ältesten Teil unseres Gehirns abgespeichert. Ist das nicht toll, dass wir uns darauf verlassen können? Und wir können zusätzlich einen positiven Einfluss darauf nehmen, indem wir den Körper machen lassen, Vertrauen haben und der Natur ihren Lauf lassen. Es geht einfach um einen natürlichen, schönen Prozess. Was wir außerdem noch dazu tun können, ist, Störfaktoren aus dem Weg zu räumen und im Vorfeld zu üben, uns zu entspannen. Im Optimalfall gelangt die Gebärende unter der Geburt in eine Art Trance.

Wie kann ich denn vorab hinderliche Denkmuster auflösen?

Ich muss mir vor allem bewusstmachen, was an Hindernissen da ist. Eine Bestandsaufnahme. Wenn ich mich mit der Geburt beschäftige, an was denke ich als Erstes? Viele in meinen Kursen sagen: an Schmerz! Wenn ich das weiß, kann ich mich fragen, woher das kommt und wie ich damit umgehen kann. Zum Beispiel mit Überschreiben. Die Geburt statt mit Schmerz mit Freude aufs Baby verbinden. Mit Reflexion: Wie wahrscheinlich ist es, dass meine Angst wahr wird? Schaffen das mit der Geburt nicht die meisten Frauen rein statistisch? Mit positiven Affirmationen.»Ich freu mich auf eine sanfte, leichte Geburt.«»Mein Körper kann so viel, er trägt Leben in sich.« Ich kann mir sogar Zettel mit diesen Sprüchen in der Wohnung aufhängen und sie immer wieder lesen. Oder mich in Hypnose begeben. Das ist meiner Meinung nach der schnellste Weg, um hinderliche und negative Denkmuster aufzulösen und mit positiven Glaubenssätzen zu überschreiben.

Was ist überhaupt eine selbstbestimmte Geburt, und kann ich die auch haben, wenn es ein Kaiserschnitt wird?

Für mich ist Selbstbestimmung, wenn ich die Verantwortung nicht an der Kreißsaaltür an andere abgebe, sondern sie bei mir behalte und weiß, was ich will – und was nicht. Denn nur ich bin Expertin für mich, für meine Geburt und für mein Baby. Natürlich habe ich nicht auf alles, was unter der Geburt passiert, Einfluss. Wenn Interventionen oder sogar ein Kaiserschnitt notwendig sind, kann ich aber immer noch Einfluss darauf nehmen, wie ich das Ganze erlebe. Ich kann auch immer noch eigene Wünsche kommunizieren, Fragen stellen, um Interventionen zu verstehen, um über diese mitentscheiden zu können, solange es sich nicht um einen Notfall handelt. Ich kann immer fragen: Was passiert, wenn ich mich jetzt gegen diese Intervention entscheide? Wie beeinflusst das den Geburtsverlauf? Was sind die Alternativen? Was sind die Vorteile? Was sind die Risiken? Wie viel Zeit kann ich noch bekommen, bevor wir handeln müssen? Was sagt mein Bauchgefühl dazu? Frauen, die mit einem Trauma aus der Geburt gehen, fühlen sich oft übergegangen und ohnmächtig in einer Situation. Deswegen ist die Selbstbestimmung so wichtig.

Bei mir war es so, dass ich nach der ersten Geburt mit einem Kaiserschnitt in Vollnarkose meine Zwillinge schließlich natürlich entbinden wollte. Als es hieß, es laufe wohl doch wieder auf eine Schnittgeburt hinaus, sagte ich:»Okay, dann aber bitte als Schönheits-OP«, weil meine erste Narbe nicht so schön war,»und bitte nur in Teilnarkose, damit ich den ersten Schrei hören kann.« Dadurch war es der schönste Moment in meinem Leben ...

Exakt das meine ich damit. Du hast die Entscheidung für den Kaiserschnitt angenommen – aber nach deinen Regeln. Wunderbar selbstbestimmt. Wir können uns auch eine Kaisergeburt wünschen, dass der Kaiserschnitt also ohne Tuch durchgeführt wird, so dass wir sehen können, wie unser Baby aus dem Bauch kommt. Oder wir sagen: Kaiserschnitt ist okay, aber lasst uns erst die ersten Wehen abwarten, damit mein Kind das Zeichen gibt, dass es so weit ist. Oder wir wünschen uns, dass der Papa nach dem Kaiserschnitt gleich das nackte Kind auf die nackte Brust bekommt fürs Bonding. Oder dass die Nabelschnur eben noch ein paar Minuten auspulsiert. Oder dass mir mein Lieblingsduftöl unter die Nase gehalten wird, weil es mich so schön beruhigt. Oder Fotos schießen lassen, mich zudecken lassen und so weiter. Hier wird deutlich: Auch ein Kaiserschnitt kann eine selbstbestimmte Geburt sein! MEINE Geburt. Es gibt da ganz viele Möglichkeiten, um auf sich selbst zu achten. Wichtig ist eine gute Umgebung. Besser, man schaut sich bei der Besichtigung nicht Größe und Wandfarbe des Kreißsaals an, sondern wie die Menschen vor Ort miteinander umgehen. Bei netter Behandlung tritt auch die Heilung viel schneller ein. Unsere Psyche ist da echt gewitzt.

Kann ich den Geburtsverlauf vorab positiv beeinflussen?

Natürlich. Und zwar auf drei Ebenen. Auf der biologischen Ebene: Atmung, Entspannung, Hormone. Auf der psychologischen Ebene: positive Einstellung, Erwartungshaltung, Vertrauen, Selbstbestimmung. Auf der sozialen Ebene: Geburtsortauswahl, Begleitperson, Informationen.

.... *Anonymer Erfahrungsbericht* ....

DIE GEBURT ALS BERGWANDERUNG

»Ja, ich hatte mir eine Hausgeburt gewünscht, hatte mir auch noch die Option Geburtshaus offengelassen, und nun sieht es doch nach einer Klinikentbindung aus. Meine Doula hat mich da total gestärkt und mir Kraft gegeben, denn auch ein Kaiserschnitt kann eine selbstbestimmte Geburt sein. Sie sagte: Die Geburt ist wie das Erklimmen eines Berggipfels. Wir sollten den Körper vor der großen Wanderung im Training halten, denn einen Marathon schaffen wir schließlich auch nicht ohne Training. Und jetzt stell dir mal vor, die Wanderung klappt erst mal super, alles ist bestens – und plötzlich tauchen Wolken auf, und der Blitz schlägt in der Nähe ein. Ein Baum fängt Feuer und beginnt zu brennen, er versperrt dir den weiteren Weg. Wie toll ist es dann, wenn ein rettender Helikopter herbeifliegt, um dich zu retten. Steigst du ein? Natürlich tust du das! Und dann kommst du trotzdem zum Gipfel. Und dieser Gipfel ist die Geburt deines Babys, am Ende hältst du es in deinen Armen.«

Gastbeitrag

Meine schönsten Geburten

Sylvia ist seit inzwischen 13 Jahren Hebamme. Hinter ihr liegen Jahre, in denen sie viel gesehen, gehört und mitbekommen hat. Hier erzählt sie von drei beeindruckenden Geburtserlebnissen.

Meine faszinierendste Geburt

Als noch recht frische Hebamme übernahm ich im Nachtdienst eine junge Erstgebärende, die mir die Kollegin mit fünf bis sechs cm Muttermundweite übergab. Die italienischstämmige Frau war in der Wanne und wurde liebevoll von ihrer kleinen etwa sechs Jahre alten Nichte und ihrem Mann umsorgt. Die werdende Oma, zwei Schwestern und noch eine Nichte (ca. vier Jahre alt) kümmerten sich zudem um Getränke, Essen, Musik und positive Energie. Das große Mädchen fächerte ihrer Tante unablässig kühlende Luft mit dem Fächer zu, massierte ihr zwischendrin die Stirn und die Schultern und las der Gebärenden jeden Wunsch von den Augen ab.

Ich war erstaunt, im Kreißsaal Kinder zu sehen, aber die Selbstsicherheit dieser kleinen Mädchen und auch die Selbstverständlichkeit, mit der sie ganz bei der Sache waren, haben mich schnell überzeugt. Es war einfach stimmig. Es war so ruhig, das Licht gedimmt. Es war nur leise Musik und das konzentrierte Atmen der Gebärenden zu hören. Das Kind schwamm auch kurze Zeit später auf diese Welt und wurde so liebevoll begrüßt, wie ich es nur selten zu sehen bekomme. Es wurde mit Liebe in die Liebe geboren. Die beiden Mädels waren verzaubert von der Geburt ihrer kleinen Cousine, und ich bin sicher, dass sie die Geburt als absolut positives Erlebnis wahrgenommen haben und als erwachsene Frauen hoffentlich auch so selbstbestimmt und liebevoll gebären können. Diese Geburt wird mir immer in Erinnerung bleiben.

Meine schnellste Geburt

Vor kurzer Zeit erst kam in der Nacht ein werdender Vater mit seiner Frau im Rollstuhl in den Kreißsaal gejoggt! Er ist wirklich gerannt, hat seine Frau mehr oder weniger ins Bett gekippt, die Frau hat sich die Hose ausgezogen, und – plopp – mir flog ein Kind entgegen! Ich hatte weder die Herztöne gehört noch das Abnabelungsset vorbereitet oder die Wärmelampe angemacht. Ich hatte ja noch nicht mal mehr Zeit, mir Handschuhe anzuziehen, geschweige denn den Arzt zu informieren. Wären sie nur eine Minute später dran gewesen, wäre das Kind wohl im Aufzug geboren worden!

Meine emotionalste Geburt

Zwei sehr junge Erstlingseltern wurden von der Oma ins Krankenhaus gebracht, weil sie beide noch keinen Führerschein hatten. Die beiden waren mir auf den ersten Blick sympathisch. Er war superaufgeregt, total hibbelig, hatte Angst um seine Freundin. Sie dagegen hat völlig in sich geruht, die Wehen gut veratmet und sich mit Neugierde auf den Geburtsvorgang eingelassen. Die Geburt ging völlig problemlos und sehr zügig voran. Als schließlich die Presswehen einsetzten, mussten meine Hebammenschülerin und ich erst mal den werdenden Papa beruhigen. Der hat beinahe hyperventiliert, weil »es schon so weit war«! Er ist hin und her gerannt, hat die

Hände über dem Kopf zusammengeschlagen.»Jetzt schon?! O Gott, es kommt jetzt schon?! Das dauert doch normal 20 Stunden!! O Gott, o Gott!!!«, rief er die ganze Zeit. Nach ein paar Minuten hat er sich aber doch wieder zu seiner Freundin hingesetzt, die immer noch die Ruhe in Person war. Sie hat nach Gefühl mitgeschoben und sich zwischen zwei Wehen zu ihm hingedreht und ihm zugehaucht:»Ich liebe dich.«

Der junge Kerl, eh schon fix und fertig, hat dann endgültig die Schleusen geöffnet und hemmungslos weinend seiner Freundin den Kopf gestreichelt und auch immer wieder geschluchzt:»Ich liebe dich auch so sehr!« Uns Hebammen standen auch die Tränchen im Auge, weil diese zwei jungen Menschen unser Herz so ergriffen haben, wie ich es noch nie zuvor und bis heute nicht wieder erlebt habe.

Diese große Liebe zwischen diesen beiden war so echt, so sichtbar, so berührend! Dann wurde das Kind geboren und von der ersten Sekunde an mit Liebe umhüllt. Jeder konnte sehen und spüren, dass diese drei ab jetzt eine Einheit waren.

HEILUNG IM WOCHENBETT

Wenn sich die Plazenta von der Gebärmutterinnenwand ablöst, hinterlässt sie eine Wunde in der Größe eines Tellers. Stell dir mal vor, du hättest so eine Wunde am Bein. Dann würdest du vermutlich auch keine größeren Spaziergänge unternehmen, sondern erst mal viel liegen und heilen. Gönn dir das nach der Geburt, immerhin braucht es vier bis sechs Wochen allein für die Rückbildung der Gebärmutter. Du springst jetzt bald in ein neues Kapitel deines Lebens. Da darfst du dir ein paar Flitterwochen gönnen.

Interview:

Die beste Vorbereitung auf die Zeit mit Baby

Wenn wir schwanger sind, werden uns an vielen Stellen Geburtsvorbereitungskurse angeboten. Aber was ist nach der Geburt? Wie möchten wir eigentlich sein als Eltern, wie möchten wir unser Kind in die Welt begleiten? Was sind die wichtigsten Dinge, die wir dabei beachten sollten? Das weiß Frauke Ludwig, die mit BellyBasics® nicht nur Geburts-, sondern auch Elternvorbereitungskurse ins Leben gerufen hat, die auf eine gute Bindung zwischen Eltern und Kindern setzen.

Liebe Frauke, kann Bindung schon in der Schwangerschaft aufgebaut werden – und wenn ja: wie?
O ja, das passiert in den meisten Fällen sogar ganz automatisch. Es gibt Untersuchungen, die zeigen, dass durch die Plazenta bereits im ersten Trimester der Schwangerschaft das Baby quasi Zugang zu unseren Emotionen erhält. Das alles passiert über Hormone und sogenannte Botenstoffe.

Sind wir mit unserem Baby in guter VerBINDUNG, werden wir alles in unserer Macht Stehende tun, um es sein ganzes Leben lang zu schützen und zu begleiten. Wir sind dem Baby glücklich und positiv zugewandt. Das ist die optimale Voraussetzung für das Gelingen der pränatalen Bindungsqualität. Denn unser Baby spürt diese Verbindung und unsere verliebten Gefühle.

In den späteren Schwangerschaftswochen bleibt der hormonelle Austausch weiterhin bestehen. Dazu gesellen sich jetzt auch die Sinne des Babys, die sich entwickeln und zur Kommunikation zwischen Mama und Baby beitragen. Es spürt unsere Bewegungen, ob wir traurig, wütend oder entspannt sind. Es macht ohne Unterbrechungen neue und aufregende Erfahrungen in einem perfekt geschützten Rahmen – im Bauch der Mama. Später, wenn es auf der Welt ist, ist diese Sicherheit weiterhin ein Grundpfeiler für gesundes Wachsen – sowohl physisch als auch psychisch.

Welche essenziellen Tipps hast du fürs Wochenbett? Welche Chancen und Tücken kann es haben?

Wir bekommen von unseren angehenden Kursleiterinnen als Vorbereitung auf die Ausbildung Reflexionsaufgaben zugeschickt. Unter anderem mit Antworten auf die Frage nach ihren eigenen erlebten Wochenbettsituationen und wie sie es sich jetzt wünschen würden, stünde eine Geburt bevor.

Es sind immer wieder ähnliche Rückmeldungen à la:»Hätte ich das vorher gewusst, wir hätten keinen Besuch bekommen wollen!«»Ich würde alles so anders machen. Mit dem Baby die ganze Zeit im Bett verbringen, das Telefon ausschalten, gutes Essen bestellen und die Tür nicht öffnen.«»Ich bereue so, dass ich mich damit nicht vorher beschäftigt habe, wie wichtig es ist, sich wirklich Ruhe zu gönnen!«

Wir vergleichen die Geburt gerne mit einer Hochzeit, die man ja gefühlt minutiös plant, und das Wochenbett gerne mit den Flitterwochen. Da würden wir auch unsere Schwiegereltern oder Onkel Herbert und Tante Marianne nicht dabeihaben wollen.

Hier wächst gerade eine neue kleine Familie zusammen, es knistert in der Luft, Oxytocin fliegt umher, es startet eine Liebesbeziehung – aber hier ist auch eine Mama, die noch surfbrettergroße Binden in ihrer riesigen Unterhose trägt und aus der blutiger Wochenfluss läuft. Die durch die Hormone total durcheinandergeschüttelt wird, die Angst vor dem ersten Mal »groß« auf der Toilette hat. Die Sorge vor dem nächsten Anlegen hat, weil die Stillberaterin noch nicht da war und es das letzte Mal so weh getan hat. Eine Mama, die hofft, dass das Baby auch ausreichend zunimmt, und nicht weiß, warum es so viel weint. Die vielleicht keine Hebamme für diese wichtige Wochenbettzeit ergattern konnte, weil es einfach zu wenige dieser wundervollen Frauen gibt.

Wenn jetzt auch noch Besuch kommt, der gerne das Baby hält und ungefragte Tipps gibt, während die Eltern dann bitte vorher aufräumen und für Kaffee und Kuchen sorgen sollen, dann kann das eine sehr fragile Zeit immens stören. Daher kann ich nur den Tipp geben, sich vorher genau zu überlegen, ob man wirklich Besuch bekommen möchte – in den ersten 14 Tagen. Denn so schnell unsere Kinder auch groß werden – so schnell dann auch wieder nicht.

ES MUSS NICHT NUR DEINEM BABY GUT GEHEN – SONDERN AUCH DIR.

Als unsere Nachbarn Zwillinge bekamen, kam jeden einzelnen Tag der Schwiegervater vorbei. Über den Gartenbereich mit einer großen Thermokiste, gefüllt mit frisch gekochtem Essen. Er klopfte an deren Terrassentür, winkte und ging, noch bevor jemand die Tür öffnete. Das ist in meinen Augen der perfekte Wochenbettbesuch!

Vielleicht ist unser Baby das erste Kind, um das wir uns je gekümmert haben. Bei aller Überforderung, die entstehen wird: Welcher Satz kann mir im Grunde durch jede Situation helfen?

Dass unsere Kinder genau richtig sind, so wie sie sind, und dass es nur eine Phase ist! Es wird ganz sicher wieder besser und wieder schlechter und wieder besser …

Kann ich mein Kind verwöhnen?

Mit zu viel Liebe? Auf keinen Fall! Mit zu viel Beachtung? Auf keinen Fall! Wir dürfen gerne die Angst vor dem »Verwöhngespenst« ablegen. Unser Kind darf und sollte die Erfahrung machen, dass es sich immer, immer auf uns verlassen kann. Dass wir jederzeit für Sorgen, Nöte, Bedürfnisse oder auch einfach so da sind. Wie wundervoll, wenn unser Kind mit der Gewissheit durch das Leben geht, dass diese verrückten Eltern im Notfall wirklich immer zuverlässig sind! Zu Hause – so sagen wir immer – darf und sollte der sogenannte Ponyhof sein, wenn er schon draußen nicht stattfindet.

Wie schaffe ich es, mit dem eventuellen Schlafmangel umzugehen?

Ein Trick ist der, sein Baby in Hör- und Riechnähe schlafen zu lassen. Dann schenkt uns die Natur den Ammenschlaf, der dafür sorgt, dass sich unsere Schlafmuster aneinander angleichen und wir so mehr Schlaf bekommen. Im besten Falle wachen wir bei nächtlichen Milchmahlzeiten gar nicht mehr richtig auf, sondern erledigen das im Dämmerschlaf. Dafür muss man sich natürlich schon eingegrooved haben, und das dauert ein paar Wochen. Ein weiterer Tipp ist der, sich ab und an wirklich mit hinzulegen und Schlaf zu tanken. Es ist so verlockend, sich aus dem Schlafzimmer zu schleichen, um wenigstens am Abend wenige Momente ohne den kleinen Menschen auf der Brust durchzuatmen. Aber ab und zu wirklich liegen zu bleiben und direkt mit einzuschlafen, tut allen Beteiligten gut. Ein Mittagsschläfchen mit dem Baby zusammen schadet auch nicht. Im Gegenteil! Eine ausgeruhte Mama ist ein Gewinn für die ganze Familie. Auch für das Baby!

Wie wichtig sind HelferInnen, UnterstützerInnen, FreundInnen in meinem Umfeld? Wie schaffe ich es, Hilfe anzunehmen, wenn ich doch vorher so gut ohne Hilfen durchs Leben kam?

Das ist eine sehr gute Übung, die wir den werdenden Eltern gerne in den Kursen mit auf den Weg geben. Eine Woche lang immer wieder aktiv um Hilfe zu bitten, auch wenn man denkt: »Das schaff ich schon!« Auch NEIN zu sagen, fällt den meisten Menschen sehr schwer. Für sich einzustehen, aktiv nach Hilfe zu fragen und nein zu sagen, sind aber mit die wichtigsten Vorbereitungen für die Geburt! Auch in der ersten Zeit mit dem Baby ist es durchaus hilfreich, sich damit abzufinden, dass eigentlich ein ganzes Dorf gebraucht wird, um ein Kind großzuziehen. Es war nie so gedacht, dass wir das alleine schaffen müssen.

Was sind die größten Fehler, die ich machen kann?

Wir sollten uns im besten Falle nicht reinreden lassen, wenn wir liebevoll mit unserem Baby agieren. So oft wird immer noch empfohlen, das Baby schreien zu lassen, es nicht sofort zu trösten. »Das hat dich aber im Griff!« »So wird es noch zum Tyrannen!« »So wird das Kind ja nie selbständig!« Das ist nachweislich Quatsch. Kinder können bis zum Schulalter nichts absichtlich. Sie können sich auch erst dann frühestens wirklich selbständig allein beruhigen. Und weil das kaum jemand weiß, können wir immer nur dazu raten, sich zu informieren, wie Babys, Kinder oder auch einfach nur wir Menschen eigentlich funktionieren. Es ist so spannend herauszufinden, wann ein Mensch eigentlich was kann.

Welche Fragen sollte ich mir vor jeder Erziehungsentscheidung stellen?

Wie würde ich mich selbst in der Situation fühlen? Wie wäre es, wenn mein Partner so mit mir umginge? Wenn wir uns vorher diese Frage stellen, sind wir auf einem guten Weg. Wenn beispielsweise ein kleines Geschwisterchen geboren wird, ist es für das größere Kind nicht wirklich immer ein Grund zum Feiern. Es kann durchaus sein, dass es sich so anfühlt, als brächte unser Partner oder unsere Partnerin seine neue große Liebe mit nach Hause. Da tröstet es uns auch nicht, wenn wir ein tolles neues Zimmer mit Hochbett und Rutsche bekommen. Hier brauchen Kinder ganz doll die Bestätigung, dass sich nichts an unserer Liebe und Beziehung für sie ändert, und zwar immer und immer wieder.

Wie schaffe ich es, mich in der Fürsorge für mein Kind nicht selbst zu verlieren?

Im ersten Lebensjahr ist es wirklich eine Art Full Service, und das Einzige, was ich hier empfehlen kann, ist, sich Hilfe aktiv zu holen. Öfter mal mit hinlegen und schlafen, den/die PartnerIn bitten, das Baby in die Tragehilfe zu nehmen und täglich lange spazieren zu gehen. Weniger aufräumen ist mehr. Die Verwandtschaft bitten, nahrhaftes, vollwertiges Essen zu kochen und vorbeizubringen. Sich nicht reinreden und mal fünfe gerade sein zu lassen. Wenn wir merken, dass alles zu viel ist, ist es keine Schande, das zuzugeben und sich Hilfe zu holen. Im Gegenteil, das zeugt von Stärke, denn Selbstfürsorge ist so wichtig. Happy wife, happy life – hier nicken vermutlich alle Ehemänner! Eine happy Mom ist für die gesamte Familie essenziell. Wir sollten daher gut auf uns aufpassen, uns stärken und so wichtige Bücher wie dieses hier lesen. Auf der Couch, die Füße hochgelegt und einen dampfenden Kakao und Kekse in der Hand. Dann fällt alles danach leichter.

NESTBAUTRIEB

Der Nestbautrieb meines Mannes äußerte sich übrigens so: Eine Woche vor Entbindungstermin hat er einen neuen Scanner-Drucker-Kopierer als Kombigerät, einen Liegestuhl und einen Elektrogrill für den Balkon gekauft. Und bei euch so?

Tragt die skurrilsten Anschaffungen gern hier ein:

_____

_____

_____

_____

_____

_____

Mögliche Gedanken vor der Geburt

Was für intensive Wochen zwischen Bäume-ausreißen-Können und totaler Erschöpfung das gerade sind. Dazu mischt sich die Unsicherheit, wann und wie es losgehen könnte. Das macht schon was mit uns! Alles so unreal!

Die Zeit nach der Geburt mag dir jetzt noch vollkommen irreal vorkommen. Na klar, da steht jetzt schon alles vorbereitet für die Ankunft, aber dass da bald ein echter Mensch zu uns kommt? Unglaublich. Das fühlt sich noch so weit weg an. So als würde dein Baby vielleicht niemals kommen. Vielleicht trägst du dein Baby sogar noch über den errechneten Termin hinaus. Es gibt Frauen, die dann vor lauter Enttäuschung die Babysachen wieder auf den Speicher räumen – räusper –, weil sie sich wie bestellt und nicht abgeholt fühlen. Am Ende ist das aber ja einfach alles der großen Vorfreude auf dein Baby geschuldet. Du willst es jetzt nun einfach auch mal kennenlernen!

Hallo, Kontrollverlust!

Wir wollen endlich mal wieder planen können! NICHTS ist ja vor lauter Warterei gerade möglich, kein Plan, kein Vorhaben, weil es jederzeit losgehen könnte! Und nein, da beruhigt auch nicht der Gedanke, dass die meisten Kinder nicht zum errechneten Termin zur Welt kommen ... Du willst jetzt mal langsam dein Leben zurück! Völlig berechtigt. Und trotzdem: Denk nicht zu oft, dass du Dinge auf die Zeit nach der Geburt verschieben solltest. Danach ist dann nämlich auch wieder alles anders. (Wir sprechen da aus Erfahrung – und wer will schon Steuererklärungen erledigen, wenn stattdessen ein Baby bestaunt werden kann ...)

Nie wieder schwanger!

Und noch ein Tipp einer erfahrenen Hebamme: Wenn deine Schwangerschaft kein Spaziergang war, sondern eher ein Schlamm-Run, der dich immer wieder zu dem Schluss kommen ließ, dass du so etwas nie, nie, NIE wieder machen wirst ... Lass dir immer ein Hintertürchen offen. Erstens, so erzählt sie, sagten das viele und standen dann doch einige Zeit später mit dem nächsten Kind vor ihr. Zweitens erhöht das einfach den Druck auf die jetzige Geburt und die erste Zeit mit Kind, wenn du im Kopf hast, dass es das einzige, das erste und letzte Mal ist, dass du so etwas erlebst. Versuch einfach, so gut es geht, zu genießen. Frei von Druck, möglichst entspannt.

Was soll ich anziehen?

Erziehungsexpertin und Zweifachmutter Nicola Schmidt machte sich neulich für ein Interview Gedanken darüber, welcher ihr Toptipp zur Geburt ist. Nach einigem Überlegen war es ein Kleid. Sie selbst hatte bei ihren Geburten nämlich ein bodenlanges schwarzes Nachthemd an und fühlte sich darin sehr würdevoll, weil sie nicht nackt war, weil man keine Flecken sah und sie immer ein Gefühl von Schutz hatte.

Was muss in die Kliniktasche?
Babykleidung, Snacks für dich und deine Begleitung, Umstandsmode für den Nachhauseweg, Telefonnummernliste auf dem Handy einrichten, um die frohe Botschaft zu verkünden. Auch die Nummer eines Hotels, falls sich Verwandtschaftsbesuch ankündigt. Das Letzte, was du im Wochenbett gebrauchen kannst, sind Gäste, nämlich bei euch zu Hause. (Der Kühlschrank sollte allerdings so voll sein, als wenn du eine Hochzeitgesellschaft verköstigen wolltest ... Du wirst hungrig sein, wenn du wiederkommst!)

Was, wenn der Schleimpfropf abgeht?
Auch so ein Wort, mit dem wir in unserem bisherigen Leben noch nicht so viel zu tun hatten ... Es geht um ein leicht braun gefärbtes Schleimhäufchen, das bislang vor dem Muttermund lag. Begegnet es dir, muss das aber nicht heißen, dass die Geburt unmittelbar bevorsteht – es sagt aber dennoch, dass du ziemlich sicher in den nächsten vierzehn Tagen entbinden wirst.

Wie soll dieses Kind da durchpassen?
Waaah, gerade warst du doch noch so gelassen, plötzlich kommt da so eine Unruhe in dir auf: Pack ich das? Was kommt da auf mich zu? Treff ich die richtigen Entscheidungen? Bin ich dafür überhaupt geschaffen? Lass das zu, verkrampf dich dabei aber nicht. Egal, welche Geburt es wird, sie bringt dir auf jeden Fall dein Baby! Es geht hier vor allem ums Loslassen – das der Vorstellungen, Erwartungen und Wünsche zur Geburt und das des Babys aus dem Körper. Und das passt dann schon! Rein biologisch übrigens auch: Die Schädelknochen deines Kindes sind ja noch nicht fest miteinander verbunden, das kleine Köpfchen ist also noch formbar und passt sich deinem Becken an, wenn es losgeht.

Was ist los mit mir?
Puh, gar nicht so leicht diese letzten Meter. Vielleicht bist du gerade innerlich total ruhig, ganz bei dir und konzentriert, vielleicht packt dich aber auch ein letzter Energieschub, und du willst doch noch mal das gesamte Haus renovieren. Vielleicht stehen andere Leute fragend vor dir, und du merkst auch selbst, dass eben gerade alles anders und irgendwie unberechenbar ist. Und das IST es ja auch! Da passen sich deine Launen also nur an. Und hui, falls du dich wunderst, warum du momentan so viel schwitzt. Das liegt an der vermehrten Blutproduktion und lässt sich leider nicht ändern. Aber Wechselkleidung kannst du mitnehmen, damit wenigstens nur du und nicht alle Menschen in deiner Umgebung etwas davon haben ...

Energiebällchen-Rezept

Dieses »Kraftfutter« hat Lisas Mütterpflegerin Kerstin ihr im Wochenbett mitgebracht. Das mit Vitamin C versetzte Getreide sorgt dafür, dass das Eisen aus dem Getreide besser ausgenutzt werden kann. Jeden Tag zwei bis drei Kügelchen reichen hier aus.

Zutaten:
250 g Weizen · 150 g Gerste · 100 g Hafer · 150 g Butter · 150 g Rohrohrzucker
Nüsse, Rosinen, Apfeldicksaft oder ein Fruchtsaft

Das Getreide mittelfein schroten. Die Nüsse grob hacken und zusammen mit dem Getreideschrot in einer Pfanne anrösten. Rühren, bis es aromatisch duftet. Dann aus der Pfanne nehmen und sogleich darin die Butter schmelzen und mit dem Rohrzucker karamellisieren. Nun das angeröstete Getreide mit den Nüssen dazugeben, die Rosinen ebenfalls und mit dem Saft verrühren, so dass eine homogene Masse entsteht. Etwas abkühlen lassen und zu tischtennisballgroßen Kugeln formen. Ganz abkühlen lassen.

Tipp

Du kannst auch Trockenfrüchte, Nüsse oder Müsli dazugeben. 1 Tasse Walnüsse, 1 Tasse Trockenobst, 1 Tasse Haferflocken und 1 Esslöffel Nussmus. Alles mit einem Mixer vermengen und mit zehn bis 15 g gepopptem Amaranth vermengen. Dann zu kleinen Kügelchen formen.

Dein Baby wird perfekt –
so, wie es ist!

Schon vor der Geburt haben wir bestimmte Vorstellungen von unserem Kind. Wir nennen es Zappelphilipp, wenn es recht aktiv ist, oder Knutschkugel, wenn es eher stiller ist. Wir haben Erwartungen und Phantasien, wie das so sein wird mit ihm oder ihr. Und wir können sicher sein, dass es uns trotzdem überrascht, weil einfach jeder Mensch – auch der kleinste – einzigartig ist. Und so kamen auch die zwei Kinder von Bestsellerautorin Sandra Roth als Wundertüten zur Welt – sowohl Ben als auch Lotta. Hier schreibt sie darüber.

Du teilst meinen Blutkreislauf, doch ich weiß nicht, wie deine Stimme klingen wird. Du hältst mich nachts mit Tritten wach, doch ich kann nur raten, was für ein Mensch du werden wirst. Wie kann man jemandem so nah sein und gleichzeitig so wenig über ihn wissen? Wirst du ein Schlawiner, der sich durchmogelt, ein Draufgänger, der kein Risiko scheut, ein kühler Denker? Gegen Ende der Schwangerschaft wird die Neugier immer größer – wer kommt da? Wie wird das? Doch die Antworten auf diese Fragen sind nicht wichtig. Egal, ob du schüchtern oder lustig bist, ich werde dich lieben und annehmen, so, wie du bist.

Oder?

»Ich könnte das nicht.« Diesen Satz höre ich oft über meine Tochter Lotta, und ich verstehe ihn. Lotta hat große braune Augen, Grübchen in den Wangen, ein ungestümes Lachen, das ihren ganzen Körper schüttelt. Wenn sie müde wird, dann glüht ihr linkes Ohr leuchtend rot, so wie meines. Als Lotta vier war, wollte ihr großer Bruder Ben sie in einen Koffer packen, weil seine Lehrerin gesagt hatte, für die erste Klassenfahrt solle jeder »einen Tröster gegen Heimweh« mitnehmen. Lotta kann nicht sprechen, nicht sehen, nicht alleine sitzen, nicht laufen, nicht essen, sich nicht an der Nase kratzen oder auf die Toilette gehen. Sie braucht immer und überall Assistenz, und sehr oft heißt das: mich. »Ich könnte das nicht«, hätte ich wahrscheinlich früher auch gesagt – damals, bevor ich Lotta kannte. Vielleicht hätte ich sogar heimlich bei mir gedacht: »Ich will das nicht.« Und ich hätte mich geirrt.

Das Leben, das wir heute führen, hätte ich mir früher nicht vorstellen können, doch noch weniger hätte ich mir vorstellen können, wie sehr ich dieses Leben lieben würde. Lotta und Ben heißen in Wirklichkeit anders, weil ich ihre Privatsphäre schützen will, obwohl Ben mutmaßt: »Du willst nur unseren fame klauen.« Lottas Behinderungen sind ein so selbstverständlicher Teil unseres Lebens, dass ich eben beim Schreiben kurz überlegen musste, was Lotta alles nicht kann. Sie kann nicht laufen – natürlich nicht, sie ist ja Lotta. Es ist ein bisschen, als würde ich über Ben sagen, er könne nicht fliegen. Natürlich kann er das nicht – was für ein lächerlicher Gedanke, das ist doch klar, obwohl es bestimmt großartig wäre, wenn er es könnte. Lotta ist blond, zierlich, schadenfroh, immer hungrig, sehr albern und schwer mehrfach behindert. Ein Kind wie meines kannte ich nicht, bevor ich es bekam. Der Gedanke, ein Kind wie meines zu bekommen, hätte mir früher wohl Angst gemacht. Lotta hat eine Gefäßfehlbildung im Gehirn, was zur Mehrfachbehinderung führte.

Was hätte ich getan, wenn ich das erfahren hätte, als Lotta noch ein grauer Schatten auf einem Ultraschallbild war? Ich hoffe, ich hätte den Mut gehabt, mich für sie zu entscheiden.

Lottas Fehlbildung ist extrem selten, noch seltener wird sie rechtzeitig entdeckt. Wir haben in Lottas ersten Jahren viel Zeit auf der Kinderintensivstation verbracht, die meisten unserer Weihnachtskarten gehen immer noch an Ärzte oder Therapeuten. Es war kein leichter Weg und auch kein gerader. Wie habe ich in der ersten Zeit gehadert, geleugnet, getrauert, gewütet.»Ihr müsst es annehmen«, hat uns damals jemand gesagt und mich erst mal wütend gemacht: Annehmen, wie soll das gehen? Doch im Grunde trifft er auf alle Kinder zu. Wir müssen sie annehmen, so, wie sie sind.

Lotta ist aber eben auch wie ich: ein kleiner Streber in der Schule. Sie liebt ihre Klassenkameraden und»Cornflake«, das Pferd ihrer Reittherapeutin. Nichts macht sie stolzer, als auf diesem riesigen Pferd zu reiten, wenig glücklicher als ein sanfter Stupser von Cornflake gegen ihre Wange. Lotta liebt Essen; beim Italiener um die Ecke lassen wir ihre Spaghetti bolognese pürieren, da sie nicht kauen kann. Sie liebt die Eiskönigin Elsa, hatte schon oft Liebesbriefe in ihrem Ranzen von den Jungs in ihrer Klasse – viel zu oft, wenn es nach der Meinung ihres großen Bruders geht – und ist ein ziemlicher Wirbelwind, auch wenn sie im Rollstuhl sitzt. Je wilder, desto besser, sei es auf dem Trampolin oder im Lastenfahrrad, in dem sie in ihrem Rollstuhl thront. Unser Alltag mag etwas anders aussehen als bei anderen, aber er ist dennoch Alltag. Wir arbeiten, mein Mann fest angestellt, ich freiberuflich, wir gehen zu zweit aus, wir fahren in den Urlaub, unsere Tage sind erfüllt mit den Hobbys der Kinder und den Verpflichtungen aus Schule, Job und Sportverein. Es gibt harte Tage, aber sehr viel mehr leichte.

Lotta hat mir dabei Plätze gezeigt, die ich ohne sie nie gesehen hätte, Menschen in mein Herz gezerrt, die ich ohne sie nie getroffen hätte – so wie Ben auch, so wie alle Kinder. Ich war nie ein Fußballfan, am Samstagmorgen bleibe ich am liebsten im Bett liegen mit einem Buch und einem Kaffee, doch wegen Ben stehe ich nun regelmäßig am Wochenende viel zu früh bei Regen auf den Fußballplätzen der Region, und zu meinem Erstaunen amüsiere ich mich: mit der Mannschaft jubeln oder trauern, schlechten Kaffee trinken und mit den anderen Eltern über den schreienden Trainer der Gegnermannschaft lästern. Erst dank Lotta weiß ich, dass auch auf der Kinderintensivstation gelacht wird, manchmal sogar lauter als anderswo. Nichts ist schwärzer als der Humor von Müttern und Vätern, die zu lange auf Klappbetten neben piependen Monitoren geschlafen haben. Wenn ich heute das Krankenhaus betrete, ist das kein Ort der Angst mehr, sondern einer für Klatsch und Tratsch, für »Lotta, bist du aber groß geworden«. Keine Verbundenheit ist stärker als die zu den Menschen, die unserem exklusiven Fanclub beitreten, zu den Schulbegleitern, Lehrern, Freunden, Nachbarn, Verwandten, die Lotta als Lotta sehen, die nicht nur den Rollstuhl sehen, sondern das Kind, das darin sitzt. Keine Dankbarkeit ist tiefer als die gegenüber den Ärzten, die das Leben meiner Tochter retteten.

Lotta hat unsere Erwartungen gesprengt. Und was für Lotta gilt, gilt auch für Ben und für alle anderen Kinder. Vielleicht wird dein Kind schüchtern sein und nicht der lustige, aufgedrehte Clown, den du erwartet hattest. Vielleicht wird es hören können, während du das nicht kannst. (Denn natürlich gibt es auch Eltern mit Behinderung, auch wenn ich hier aus einer anderen Perspektive schreibe.) Es wird in jedem Fall anders – anders als unsere Träume und anders als das Raster, das wir schon in der Schwangerschaft anlegen. Vielleicht ist dein Baby größer, kleiner, dicker, dünner als der Durchschnitt, vielleicht wird es sich mehr bewegen oder weniger, einen schnelleren Herzschlag haben oder sich umdrehen und mit dem Po voran auf die Welt kommen wollen. Das anzunehmen, ist nicht immer leicht. Doch wenn ich eines von Lotta gelernt habe, dann, wie viel Spaß es machen kann, nicht ins Raster zu passen. Sie hat auf den Kopf gestellt, was ich über mich und die Welt zu wissen glaubte. Die Dinge, die ich für wichtig hielt – sie sind es nicht. Laufen ist nicht so wichtig wie Lachen, Sehen nichts im Vergleich zum Lieben. Dein Baby mag anders sein, als du es dir ausgemalt hast oder die Tabellen in den Entwicklungsbüchern vorsehen, aber das macht dieses Baby zu einem kleinen einzigartigen Menschen, das erst macht es zu deinem Baby. Und das macht es perfekt, so, wie es ist. So wie Ben und Lotta.

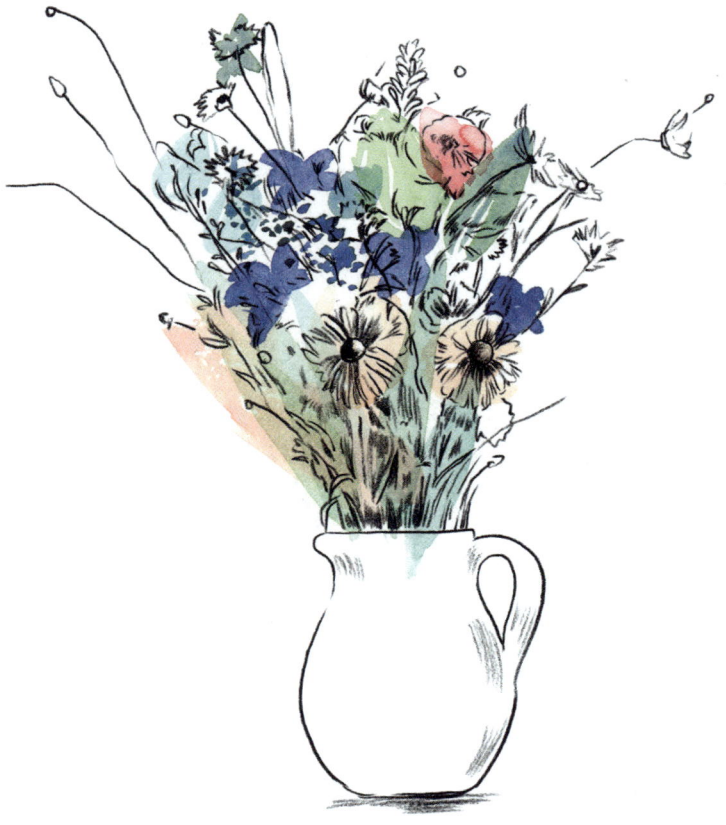

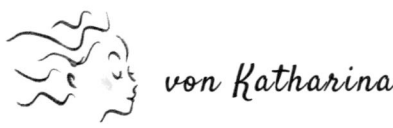

von Katharina

Ein Foto und seine Geschichte

Ein letztes Abendessen beim Lieblingsitaliener zu zweit, denn am nächsten Morgen sollte es zur Geburtseinleitung ins Krankenhaus gehen. Also schälte ich mich aus der Jogginghose und machte mich schick. Wir wollten diesen Abend ganz bewusst genießen, über uns reden, über die letzten Monate und was sie mit uns gemacht hatten. Ein letztes Mal beim Pasta-Essen von diesem Baby im Bauch getreten werden und mich darüber beschweren, wie ungemütlich diese Holzstühle mit einem Neun-Monats-Bauch sind.

Im Restaurant angekommen, wunderten wir uns, wie normal alles ablief. Warum sah denn keiner, welches weltbewegende Ereignis uns morgen bevorstand? Merkte denn keiner, WIE aufgeregt wir waren? Ich dachte:»Hallllooooo?! Steckt uns mal jemand eine Wunderkerze aufs Dessert – schließlich ist das meine allerletzte Crème brulée als Nichtmama. Also bitte ein bisschen mehr Euphorie, ja?«

Es gab keine sprühenden Funken auf dem Dessert, aber in uns sprühten die Funken. Wie würde unser Baby wohl aussehen? Wie würde es riechen? Sind diese Händchen wirklich sooo klein? Wir waren so voller Vorfreude, so bereit, endlich Eltern zu werden. Wir hatten einen Vorbereitungskurs gemacht, das Babybett aufgebaut, die Kliniktasche gepackt, in der Theorie alles hundertmal durchgespielt. Jetzt konnte es wirklich losgehen.

Ich weiß noch, dass ich kurz wehmütig wurde, als wir vom Restaurant nach Hause liefen. Würden wir nun auch zu diesen Eltern gehören, die nie mehr gemeinsam am Tisch essen

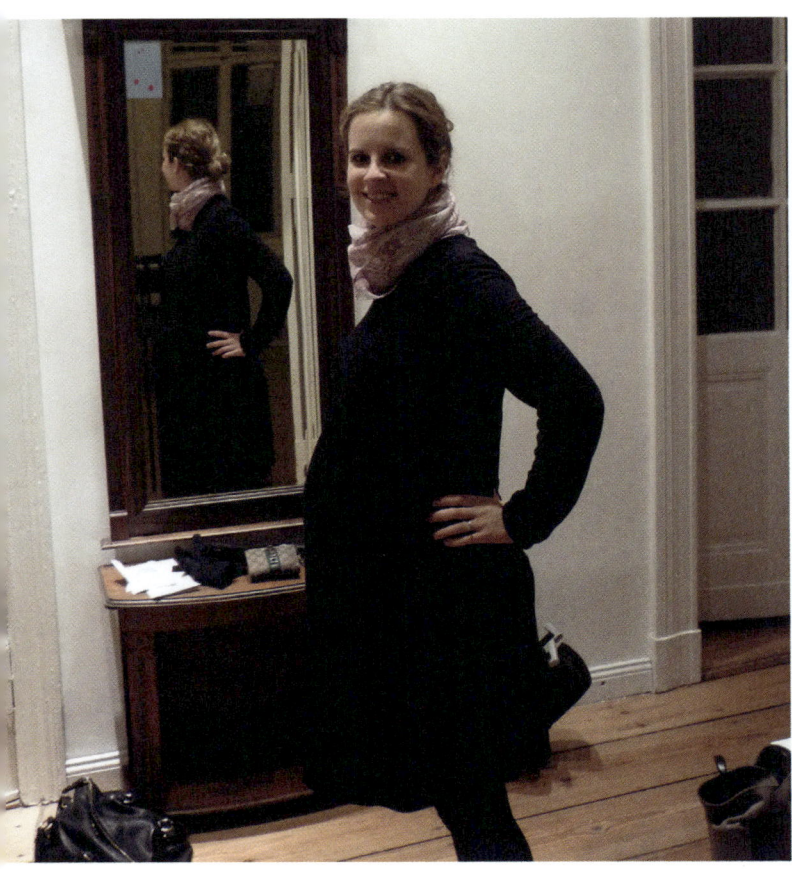

können, weil immer einer das Baby schuckelt? Vielleicht ja, vielleicht nein, niemand kann das vorhersagen.

Und dann verflog die Wehmut. Wir nahmen uns an den Händen und liefen voller Freude Richtung Abenteuer. Unser Baby durfte kommen.

Dein Baby ist startklar! Du auch?

Der Moment, bevor das Flugzeug zur Landung ansetzt ... Die Einfahrt in den Zielbahnhof ... Das Verlassen der Autobahn, die uns an den Ort bringt, den wir uns im Geiste schon so oft vorgestellt haben ... Dieser Moment ist magisch. Er bringt Vorfreudekribbeln in die Magengegend, aber auch eine Portion Respekt, weil wir ja noch gar nicht wissen, was uns erwartet. Der Spannungsbogen ist gespannt – nun wird es Zeit fürs Finale, für den Showdown.

Du hast gebangt, gehofft und dich schon jetzt verliebt. Du hast den Hinweg mit einigen Unwägbarkeiten und mal auch Turbulenzen gemeistert und merkst es selbst: Die Geschichte, EURE Geschichte hat, längst begonnen.

Dein Kind ist bereit, du bist bereit. Ihr seid bereit, euch endlich in die Augen zu schauen, euren Atem zu spüren, euch zu berühren und zu knuddeln. Das erste Kapitel im Lebensbuch deines Babys ist geschrieben. Möge nun eine gemeinsame Abenteuerreise draus werden. Mit viel Action und Spannung, aber auch mit der größten Liebesgeschichte deines Lebens.

Dein Baby wird einfach wunderbar sein. Und du als Mama auch – selbst wenn du da nicht immer überzeugt von sein wirst. Lies dazu gern auch unser Buch als Geschenk für dich zur Geburt: *Wow Mom – Der Mama-Mutmacher fürs erste Jahr mit Kind*, mit dem wir dir wie eine gute Freundin auf die Schulter klopfen und dir immer wieder bestätigen, wie viel Glück dein Kind hat, gerade dich seine Mama nennen zu dürfen. Nicht perfekt. Aber voller Liebe.

Du kannst so stolz auf dich und dein Baby und eure gemeinsame Reise bis hierher sein. Wir wünschen euch das schönste Kennenlernen aller Zeiten.

Deine Lisa & Katharina

PS: Wir haben so oft erwähnt, wie sehr wir andere Mütter in unserem Umfeld brauchen. Wir hoffen, auch wir konnten dir mit unseren Worten ein Stück weit das Dorf sein, das es sprichwörtlich braucht, um ein Kind ins Leben zu begleiten. Besuch uns auch gern auf stadtlandmama.de oder schreib uns, in welchen Texten du dich wiedergefunden hast, an: wowmom@fischerverlage.de. Wir freuen uns, von dir zu hören!

Making-of

Dieses Buch entstand mitten im Dauer-Lockdown der Corona-Pandemie. Bei keiner einzigen Seite, die wir für dieses Buch schrieben, waren wir allein in unserem Homeoffice, sondern immer jeweils von ein bis drei Kindern umgeben, die, selbst wenn sie im Wechselmodell unterrichtet wurden, nie an den gleichen Tagen Schule oder Kita hatten. Uns hat das viel gelehrt. Früher dachten wir, die Sommerferien mit sechs Wochen schulfrei seien eine unüberbrückbare Zeit für Autorinnen, die Bücher schreiben möchten. Nun wissen wir: Sechs Wochen Sommerferien sind quasi ein Traum der Vereinbarkeit im Vergleich zu anderthalb Jahren ohne verlässliche Kinderbetreuung. Und so verschieben sich die Ansprüche und Prioritäten mit Kindern einfach immer wieder. Das hast du vermutlich auch jetzt in der Schwangerschaft schon gemerkt – und das wirst du auch nach der Geburt mit deinem Kind weiter spüren. Mit Kindern zu leben, heißt: lebenslanges Lernen und maximale Flexibilität, permanentes Nachjustieren, schlicht: Lebenskunst. Wenn du eins nicht erleben wirst, dann Stillstand. Und ist das nicht auch eine wahnsinnig spannende Vorstellung?

Was neben dem Lockdown noch in unseren Familien geschah:

- ♡ Lisas jüngstes Patenkind kam zur Welt.
- ♡ Katharina und Lisa bekamen ihre Corona-Impfungen.
- ♡ Lisa ritt auf Isländern aus.
- ♡ Katharina machte gefühlt tausend Selbsttests.
- ♡ Lisa musste die Feuerwehr rufen, weil ihr Rauchschwaden aus dem Kinderzimmer entgegenkamen. (Es gab Entwarnung, aber was für ein Schreck!)

☀ Katharina joggte sich jeden Sonntag die Zunge aus dem Hals.

☀ Lisas Sohn musste mit Verdacht auf Schienbeinbruch in die Notaufnahme – diesmal zum Glück nichts gebrochen.

☀ Katharina und Lisa trafen Bundespräsident Frank-Walter Steinmeier und seine Frau Elke Büdenbender zum Instagram-Livechat in Berlin, um über Familien in der Krise zu sprechen.

☀ Katharina brachte ihrem Erstklässler im Homeschooling Lesen und Schreiben bei.

☀ Lisa bekam ihren letzten Weisheitszahn gezogen.

☀ Katharina telefonierte fast täglich mit Lisa, um dieses Buch voranzubringen, unser größtes Highlight in der Krise, in der sonst so wenig ging.

☀ Lisa feierte ihren Geburtstag quasi nicht, weil ihre Mama in der Klinik lag (Knie! Nicht Corona).

☀ Katharina und Lisa schafften es ohne Corona und ohne Quarantänen wie durch ein Wunder durch die Krise.

☀ Lisa besuchte ihre jüngste Babynichte.

☀ Farbmaus Binni von Katharinas Tochter starb.

☀ Lisa feierte das erste bundesweite Open Air mit 500 getesteten und maskentragenden Fans am Kölner Tanzbrunnen – mit elf Karnevalsbands, die selbst zu Tränen gerührt waren.

☀ Katharina feierte drei Kindergeburtstage.

Dank

Lisas Dank:

Ich danke zuallererst meiner Mama, die mich als Hausgeburt zu den Gesängen von Marianne Rosenberg (sie coverte in der Austreibungsphase angeblich gerade »Woman in Love«) und mit der Hilfe ihrer Hebamme und meines Papas auf die Welt gebracht hat, während mein Bruder nebenan mit der Babysitterin spielte. Ich danke außerdem meinem Mann und unseren drei Kindern – meiner fabelhaften Tochter und meinen verrückten Zwillingsjungs – dafür, dass sie mich zur Mama gemacht haben.

Ich danke meiner Dea für das wunderbarste Geschenk, mein kleines Patenkind, das in der Zeit des Schreibens geboren wurde und an dessen Schwangerschaft ich so beteiligt wurde, dass davon viel in dieses Buch eingeflossen ist. Ich danke außerdem meiner Nicole und allen tollen und inspirierenden Frauen in meinem Leben, egal, ob sie jemals schwanger waren oder nicht. Last but not least: Katharina. Danke für dich, mein Puzzleteil.

Katharinas Dank:

Danke, danke, danke an dich, Lisa. Für alles und ganz besonders für das letzte Jahr. Du bist die Hebamme dieses Buchs.

Gemeinsamer Dank:

Wir danken unserer Lektorin Sita, die sich – weil wir selbst nicht mehr mitmachen wollten – erbarmt hat, das mit so einer Schwangerschaft noch mal auf sich zu nehmen, damit sie uns wahrhaft authentisch durch dieses neue Projekt begleiten kann.

Wir danken Ini für die wunderbaren Illustrationen in unserem Buch. Und Kera Till dafür, dass wir ihre Lisa-und-Katharina-Zeichnungen noch mal nutzen durften.

Und zu guter Letzt danken wir all unseren *Stadt Land Mama-* und *Wow Mom*-Leserinnen, die uns mit ihrem Feedback und Input jeden Tag aufs Neue motivieren, für Familien und insbesondere für Mütter in die Tasten zu hauen.

GastautorInnen, ExpertInnen und InterviewpartnerInnen

Wow, bin ich aufgeregt

- Andrea Leim. Journalistin, Autorin, andrealeim.de, Buch: *Die Geschichte deiner Geburt – Mein Brief für dich*

Wow, bin ich überrumpelt

- PD. Dr. Holger Maul. Chefarzt für Frauenheilkunde und Geburtshilfe in den Asklepios Kliniken Hamburg-Barmbek, Nord-Heidberg und Wandsbek
- Daniela Clément. Journalistin, Autorin, Buch: *111 Dinge, die Eltern kennen müssen*
- Anna Sophie Pietsch. Texterin und Autorin, Blogs: kinderhaben.de und kraftruheliebe.de, Buch: *111 Orte für Kinder im Ruhrgebiet, die man gesehen haben muss*

Wow, bin ich vorfreudig

- Eva-Maria Klopfer. Katharinas Schwester
- Tomma Rabach. Gründerin & Geschäftsführerin rabachkommunikation GmbH & Co. KG, rabach-kommunikation.de
- Anja Constance Gaca. Hebamme, Blog: vonguteneltern.de, Buch: *Baby.leicht. Was Eltern und Babys wirklich brauchen*

Wow, bin ich verletzlich

- Christina Rüschhoff. Journalistin, einfrauunternehmen.de
- Dr. Carlotta Welding. Emotionscoach und -therapeutin, carlottawelding.de, Buch: *Fühlen lernen*
- Nathalie Klüver. Journalistin. Blog: ganznormalemama.com, Buch: *Das Kind wächst nicht schneller, wenn man daran zieht*

- Almut Schnerring und Sascha Verlan. rosa-hellblau-falle.de und equalcare.de, Buch: *Die Rosa-Hellblau-Falle* und *Equal Care: Über Fürsorge und Gesellschaft*
- Jenny Vogel. Leserin von *Stadt Land Mama*
- Dr. med. Simon Maria Günter. Facharzt für Gynäkologie und Geburtshilfe, Pränataldiagnostik DEGUM II, praenatal-hamburg.de
- Katharina Render. Journalistin und Autorin

Wow, bin ich verknallt
- Klaus Althoff. Führungskräftetrainer, Teamcoach, Vätercoach im artgerecht-projekt.de, Buch (mit Nicola Schmidt): *Vater werden – dein Weg zum Kind*
- Laura Fröhlich. Journalistin, Autorin, froehlichimtext.de, Blog: heuteistmusik.de, Buch: *Die Frau fürs Leben ist nicht das Mädchen für alles*
- Annabell Neuhof. Journalistin, TV-Host, Podcast: *Sex lieben – Ohjaaa!* (mit Yared Dibaba)
- Dr. Valentina Rauch-Anderegg. Psychologin, Psychotherapeutin, psychologie-anderegg.ch
- Emily. Verliebte Journalistin, schwanger mit dem dritten Kind

Wow, bin ich unsicher
- Dr. Catherine Newmark. Philosophin, Kulturjournalistin und Publizistin
- Andrea Staub. Marketing-Managerin, Blog: mamaundrakete.de
- »Mara«. Leserin von *Stadt Land Mama*
- Sandra Runge. Rechtsanwältin, Blog: smart-mama.de, Buch: *Don't worry, be Mami*
- Nicola Schmidt. Gründerin, Bestsellerautorin, Referentin, nicolaschmidt.de, Buch: *artgerecht – das andere Babybuch*

Wow, bin ich euphorisch
- Inga Sarrazin. Unternehmerin, Baby Planner und Zwillingsexpertin, maternita.de, Blog: es-sind-zwei.de
- Nadine Luck. Journalistin, Autorin, Blog: mama-und-die-matschhose.de, Buch: *Die Nabel der Welt*
- Susanne Nullzwo. Akademikerin und Großfamilienmutter, Blog: nullpunktzwo.de

Wow, bin ich launisch
- Maja Böhler. Hebamme. *SZ-Magazin*-Kolumne: *Die Wehenschreiberin*
- Danielle Graf. Rechts-Ökonomin und Bestsellerautorin, Blog: gewuenschtestes-wunschkind.de, Buch: *Das Geschwister-Buch*
- Ina Fazler. In Elternzeit. Berichtet auf Instagram über die schönen und weniger schönen Momente als Mama: @inafzlr
- Dr. Claudia Reiner-Lawugger. Leiterin der Spezialambulanz für peripartale Psychiatrie an der Klinik Ottakring in Wien
- Claudia Weingärtner. Chefredakteurin von *leben & erziehen*, Blog: zwillimuddi.com, Podcast: MOM FAQs (bei Podimo), Buch: *Meine verflixt nochmal schrecklich-schöne, panisch-pralle, gemein-glückliche Schwangerschaft*

Wow, bin ich bereit
- Thorsten Beyer. Medienexperte, Autor, Buch: *Der neunte Storch*
- Tina Schuller. Heilpraktikerin für Psychotherapie, Hypnosetherapie, PositiveBirth®-Kursleiterin und Flowbirthing Mentorin, familienbegleitung-bauchgefuhl-tina-schuller.business.site

- Sylvia Stöckl. Hebamme,
  hebammenpraxis-sonnenlicht.com
- Frauke Ludwig. Autorin, Dozentin, Gründerin von Einfach
  Eltern®: einfach-eltern.de, Leiterin der Trageschule
  Hamburg® und Mitinitiatorin des Attachment Parenting
  Kongresses. Buch (mit Diana Schwarz): *Baby Basics: Alles,
  was ihr über euer Baby wissen solltet*
- Kerstin Schirmer. Mütterpflegerin,
  muetterpflegerinnen-berlin.de
- Sandra Roth. Journalistin, Bestsellerautorin, Buch: *Lotta
  Wundertüte. Unser Leben mit Bobbycar und Rollstuhl* und
  Lotta Schultüte. Mit dem Rollstuhl ins Klassenzimmer

Lisa Harmann / Katharina Nachtsheim
WOW MOM
Der Mama-Mutmacher fürs erste Jahr mit Kind

Wow, bin ich jetzt echt Mama? Eine ganz neue Welt eröffnet sich – von Euphorie bis Wut, von Sorgen bis zum ganz großen Glück. In dieser aufregenden Phase des Lebens ist jedes Gefühl erlaubt, die Unsicherheit gegenüber dem veränderten Körper, die Verzweiflung über den eigentlich besten Mann der Welt und die Tränen der Rührung beim Anblick des schlafenden Babys.
Was du als Mutter jetzt ganz besonders brauchst, sind andere Mütter, die dich verstehen, dich entlasten, trösten, dir Mut machen und dich aufheitern – all das findest du in diesem Buch sowie Raum für deine ganz persönlichen Erinnerungen.

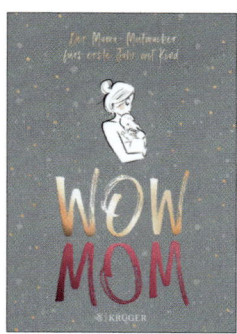

256 Seiten, gebunden

Weitere Informationen finden Sie auf
www.fischerverlage.de

AZ 8105-3072/1

Lisa Harmann / Katharina Nachtsheim
WOW MOM
Der Mama-Mutmacher für mehr Ich in all dem Wir

Jetzt bin ich wieder dran!
Nichts ist krasser als die Elternschaft. Stimmt doch, oder?
Doch irgendwann kommt er, der Zeitpunkt, in dem wir uns als Frau wiederentdecken und uns fragen: Wo bin ich eigentlich geblieben in all dem Familientrubel? Wer will ich sein, was tut mir gut? Wie kann ich das Beste aus allen Welten miteinander verknüpfen? Wie lassen sich altes Ich und neues Ich zu einem glücklichen Ganzen zusammenfügen? Wie können alle, wie kann aber vor allem ich wieder auf meine Kosten kommen – ganz ohne schlechtes Gewissen? Denn da steckt ja noch so viel mehr in uns!

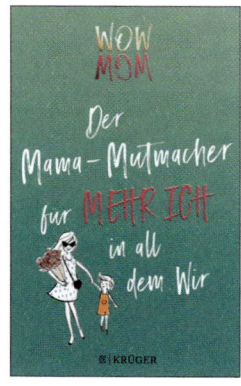

304 Seiten, Klappenbroschur

Weitere Informationen finden Sie auf
www.fischerverlage.de

AZ 8105-3073/1